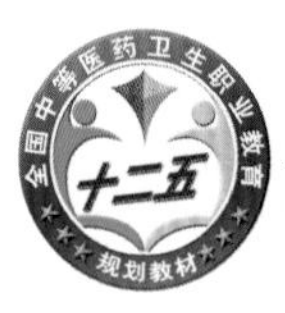

全国中等医药卫生职业教育“十二五”规划教材

口腔组织病理学基础

（供口腔修复工艺技术专业用）

主　编　葛秋云（河南护理职业学院）

副主编　王　琳（甘肃省卫生学校）

编　委（以姓氏笔画为序）

王　琳（甘肃省卫生学校）

王新萍（安阳职业技术学院医药卫生学院）

李新然（河南省洛阳市第一人民医院）

郜　飞（河南护理职业学院）

葛秋云（河南护理职业学院）

主　审　胡景团（河南护理职业学院）

中国中医药出版社

·北　京·

图书在版编目（CIP）数据

口腔组织病理学基础/葛秋云主编．—北京：中国中医药出版社，2014.4
全国中等医药卫生职业教育“十二五”规划教材
ISBN 978－7－5132－1809－2

Ⅰ.①口…　Ⅱ.①葛…　Ⅲ.①口腔科学－病理组织学－中等专业学校－教材
Ⅳ.①R780.2

中国版本图书馆CIP数据核字（2014）第029715号

中国中医药出版社出版
北京市朝阳区北三环东路28号易亨大厦16层
邮政编码　100013
传真　010 64405750
廊坊市祥丰印刷有限公司印刷
各地新华书店经销
*
开本 787×1092　1/16　印张 9　字数 197 千字
2014年4月第1版　2014年4月第1次印刷
书　号　ISBN 978－7－5132－1809－2
*
定价　32.00元
网址　www.cptcm.com

社长热线　010 64405720
购书热线　010 64065415　010 64065413
书店网址　csln.net/qksd/
官方微博　http://e.weibo.com/cptcm

全国中等医药卫生职业教育“十二五”规划教材
专家指导委员会

前　言

“全国中等医药卫生职业教育‘十二五’规划教材”由中国职业技术教育学会教材工作委员会中等医药卫生职业教育教材建设研究会组织，全国120余所高等和中等医药卫生院校及相关医院、医药企业联合编写，中国中医药出版社出版。主要供全国中等医药卫生职业学校护理、助产、药剂、医学检验技术、口腔修复工艺专业使用。

《国家中长期教育改革和发展规划纲要（2010－2020年）》中明确提出，要大力发展职业教育，并将职业教育纳入经济社会发展和产业发展规划，使之成为推动经济发展、促进就业、改善民生、解决“三农”问题的重要途径。中等职业教育旨在满足社会对高素质劳动者和技能型人才的需求，其教材是教学的依据，在人才培养上具有举足轻重的作用。为了更好地适应我国医药卫生体制改革，适应中等医药卫生职业教育的教学发展和需求，体现国家对中等职业教育的最新教学要求，突出中等医药卫生职业教育的特色，中国职业技术教育学会教材工作委员会中等医药卫生职业教育教材建设研究会精心组织并完成了系列教材的建设工作。

本系列教材采用了“政府指导、学会主办、院校联办、出版社协办”的建设机制。2011年，在教育部宏观指导下，成立了中国职业技术教育学会教材工作委员会中等医药卫生职业教育教材建设研究会，将办公室设在中国中医药出版社，于同年即开展了系列规划教材的规划、组织工作。通过广泛调研、全国范围内主编遴选，历时近2年的时间，经过主编会议、全体编委会议、定稿会议，在700多位编者的共同努力下，完成了5个专业61本规划教材的编写工作。

本系列教材具有以下特点：

1. 以学生为中心，强调以就业为导向、以能力为本位、以岗位需求为标准的原则，按照技能型、服务型高素质劳动者的培养目标进行编写，体现“工学结合”的人才培养模式。

2. 教材内容充分体现中等医药卫生职业教育的特色，以教育部新的教学指导意见为纲领，注重针对性、适用性以及实用性，贴近学生、贴近岗位、贴近社会，符合中职教学实际。

3. 强化质量意识、精品意识，从教材内容结构、知识点、规范化、标准化、编写技巧、语言文字等方面加以改革，具备“精品教材”特质。

4. 教材内容与教学大纲一致，教材内容涵盖资格考试全部内容及所有考试要求的知识点，注重满足学生获得“双证书”及相关工作岗位需求，以利于学生就业，突出中等医药卫生职业教育的要求。

5. 创新教材呈现形式，图文并茂，版式设计新颖、活泼，符合中职学生认知规律及特点，以利于增强学习兴趣。

6. 配有相应的教学大纲，指导教与学，相关内容可在中国中医药出版社网站

（www. cptcm. com）上进行下载。本系列教材在编写过程中得到了教育部、中国职业技术教育学会教材工作委员会有关领导以及各院校的大力支持和高度关注，我们衷心希望本系列规划教材能在相关课程的教学中发挥积极的作用，通过教学实践的检验不断改进和完善。敬请各教学单位、教学人员以及广大学生多提宝贵意见，以便再版时予以修正，使教材质量不断提升。

中等医药卫生职业教育教材建设研究会
中国中医药出版社
2013 年 7 月

编写说明

口腔组织病理学基础是组织胚胎学和病理学的分支学科，是口腔修复工艺技术专业的一门重要的基础学科，主要阐述口腔各部分组织的正常结构、发育过程及常见口腔疾病的病因、病理变化及临床特点等，为口腔修复工艺技术专业学生后续课程的学习奠定必要的理论基础。

本教材共分十二章，前六章为口腔组织胚胎学部分，后六章为口腔病理学部分，书后附有实验指导和口腔组织病理学基础教学大纲。

本教材针对中职学生的知识结构和心理特点确定编写内容，充分体现了中等卫生职业教育的特色，适当删减了一些过时的内容，更新和补充了新知识、新观点等，力求使教材内容简明实用、条理清晰，保持科学性、先进性，注重针对性、适用性和实用性。全书彩色印刷，版式新颖、活泼、图文并茂，强化了形态学科的教学特点。每章均列有知识要点、知识链接和同步训练。知识链接紧扣正文，以知识延伸和拓展为目的，内容生动有趣，增加了教材的可读性，同时也可提高学生的学习兴趣；同步训练题型多样，注重全方位培养、提升学生的综合学习能力，便于其更好地掌握知识点。

本教材主要供中等医药卫生职业学校口腔修复工艺技术专业教学使用。本教材由主编拟定大纲，并对全稿进行审改。具体分工如下：第二、第四、第九章由葛秋云编写，第七、第十一、第十二章由王琳编写，第一、第五、第六章由郜飞编写，第八、第十章由王新萍编写，第三章由葛秋云、李新然编写。参加编写的各位编者付出了辛勤的汗水，编写中也得到了各参编单位的大力支持和帮助，在此一并致以诚挚的感谢。由于编写水平和经验有限，难免存在不足之处，衷心希望专家、同道和广大读者指正，以便再版时修订提高。

《口腔组织病理学基础》编委会

2013 年 10 月

目　　录

实验指导

第一章　牙体组织

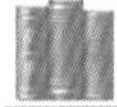

知识要点

1. 釉质、牙本质、牙髓及牙骨质的组织结构。
2. 牙本质的生理性及反应性变化。

牙体即牙齿本身，牙体组织是构成牙的所有组织的总称，包括釉质、牙本质、牙骨质三种矿化的硬组织和一种软组织——牙髓。

牙本质构成牙齿的主体，其冠部被覆牙釉质，根部被覆牙骨质。牙本质中央有一空腔，称为牙髓腔，其中充满疏松的结缔组织即牙髓，牙髓的血管和神经通过狭窄的根尖孔与牙周组织相连（图1－1）。釉质和牙本质相交的面称釉质牙本质界，釉质和牙骨质相交的面称釉质牙骨质界，牙本质和牙骨质相交的面称牙本质牙骨质界。

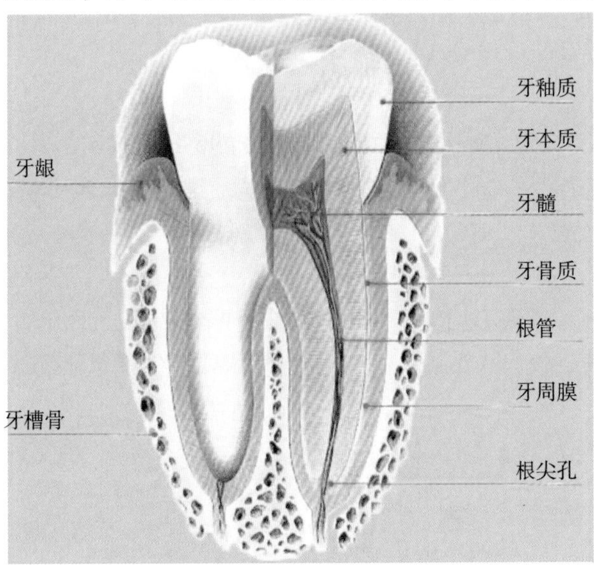

图1－1　牙体牙周组织

第一节　釉　　质

釉质是全身最硬的无细胞、无血液循环、无神经又无再生能力的特殊硬组织，覆盖于牙齿冠部表面，暴露于口腔中。它对咀嚼压力和摩擦力具有高度耐受性。

一、理化特性

1. 外观

釉质外观呈乳白色或淡黄色，其颜色与釉质的厚度和矿化程度有关，矿化程度越高釉质越透明，其深部牙本质的颜色易透过而呈现淡黄色；矿化程度低则透明度差，呈现乳白色。

知识链接

釉质的通透性

釉质虽致密而坚硬，却也是半透膜，具有离子通透性，其表面可被某些元素通过，并与内部的氢或氢氧离子相互置换。临床上对牙进行漂白或用含氟牙膏刷牙防龋等，就是根据这一原理。

2. 硬度

牙釉质硬度最大，因此对咀嚼磨耗有较大的抵抗力，同时是深部牙本质和牙髓的保护层。

3. 化学成分

釉质大部分由无机物组成，占釉质总重量的96%～97%，其余的为有机物和水。主要成分是羟基磷灰石[$Ca_{10}(PO_4)_6(OH)_2$]晶体，其间尚含有少量的钾、钠、铁、铅、镁、锌、氟等微量元素。

4. 分布及厚度

釉质分布于牙冠，厚薄不均匀，切牙的切缘处厚约2mm，磨牙的牙尖处厚约2.5mm，乳牙的牙釉质非常薄，仅为0.5～1mm，釉质自切缘或牙尖处至牙颈部逐渐变薄。

二、组织结构

（一）基本结构——釉柱

釉质的基本结构是釉柱。釉柱是细长的矿化柱状结构，起自釉质牙本质界，呈放射状伸向牙釉质表面。在窝沟处，釉柱由釉质牙本质界向窝沟底部集中；在近牙颈部，釉柱排列几乎呈水平状（图1－2）。釉柱自釉质牙本质界至牙表面并不完全呈直线，近表面1/3较直，称为直釉，近釉质牙本质界的2/3常弯曲绞绕，称为绞釉（图1－3），特别在牙切缘和牙尖处弯曲更为明显。

釉柱的直径平均为4～6μm，在表面者直径较深部为大。釉质的横断面呈鱼鳞状，纵剖面上可见与釉柱的长轴相垂直的规律的横纹，横纹间距2～6μm，代表每天釉质形成的速度（图1-4）。横纹处矿化程度稍低，当牙轻度脱矿时横纹较明显。

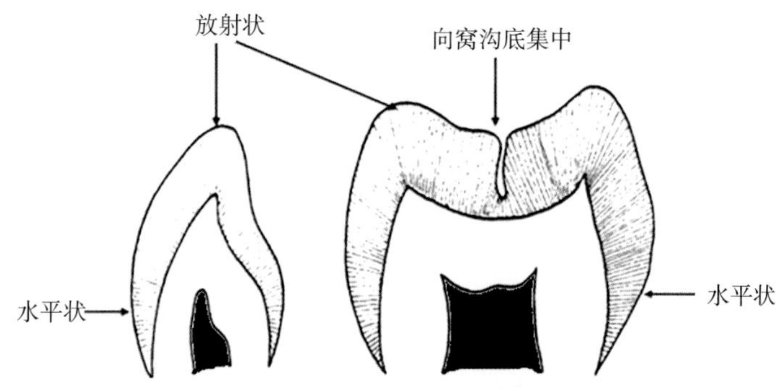

图1-2　釉柱排列方向

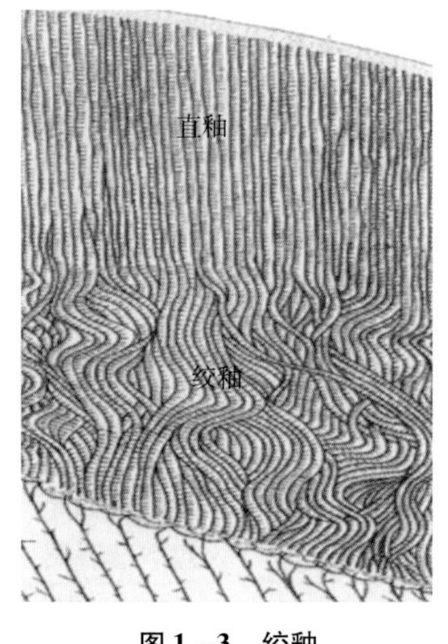

图1-3　绞釉

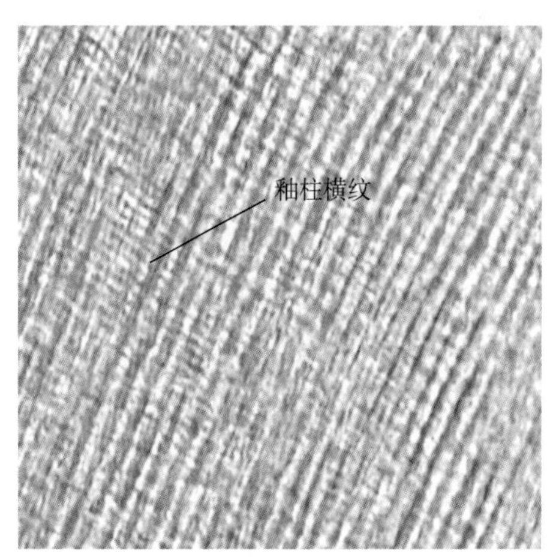

图1-4　釉柱横纹

相邻釉柱之间的结构为釉柱鞘，含较多有机物，矿化程度较低，也称釉柱间质。

（二）特殊结构

釉质中有些部位钙化程度较差，含有机物较多，形成了特殊的釉质结构，按形态部位的差别分别给予不同的名称。

1. 釉质生长线

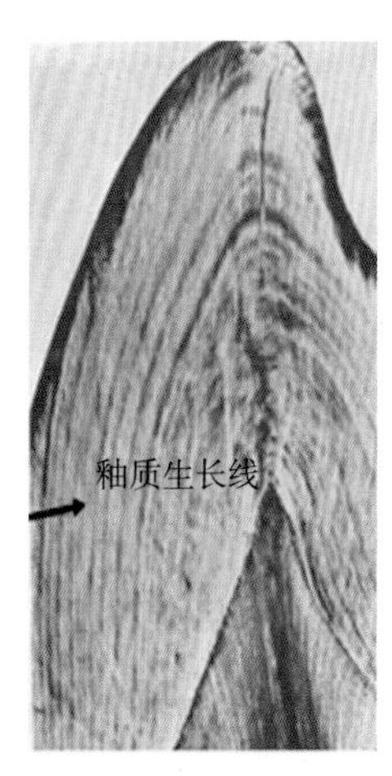

图1-5　釉质生长线

釉质生长线又名芮氏线，低倍镜下观察釉质横断磨片时，此线呈深褐色同心环状排列，似树木的年轮。在纵向磨片中，生长线在牙尖部呈环形排列包绕牙尖（图1-5），近牙颈处渐呈斜行线。釉质生长线实际上是釉质发育的间歇线，在发育不良的牙上更为明

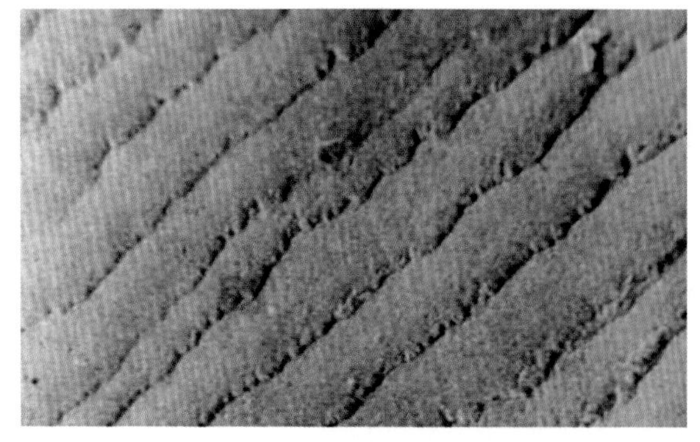
图 1－6 釉面横纹（电镜下）

显。生长线到达釉质表面时，形成横行的嵴状结构即釉面横纹（图 1－6）。

在乳牙和第一恒磨牙的磨片上，常可见一条加重了的生长线。这是由于乳牙和第一恒磨牙的釉质一部分形成于胎儿期，另一部分形成于婴儿出生以后，当婴儿出生时，由于环境及营养的变化，釉质发育受到干扰，在此处遗留了一条明显的生长线，称为新生线。生长线是研究釉质发育状况的一个标志。

2. 釉板

釉板是垂直于牙面的薄层板状结构，起自釉质表面，向釉质牙本质界延伸，部分可达牙本质，在磨片中观察呈深色裂隙状结构（图 1－7）。一般认为，釉板的形成可能是局部牙釉质发育过程中某种原因引起应力改变，使该处釉质发生了折裂，有机物进入裂隙而形成。该处的基质钙化不全，含有机物较多，特别是在窝沟底部和牙邻面的釉板被认为是龋发展的有利通道。绝大多数釉板是无害的，而且可因唾液中矿物盐的沉积而发生再矿化。

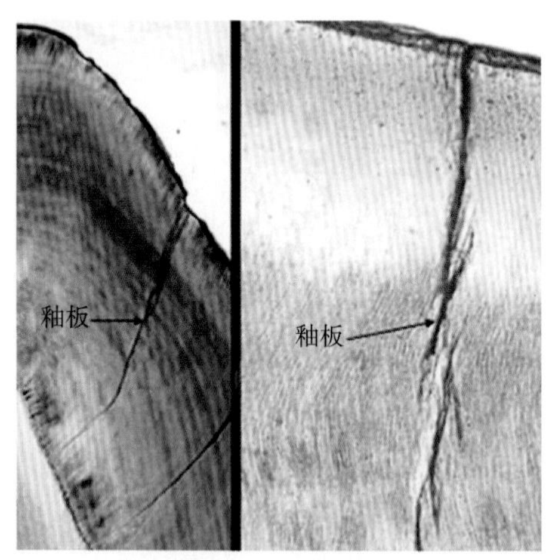

图 1－7 釉板

3. 釉丛

釉丛起自釉质牙本质界向釉质表面散开，呈褐色，草丛状，位于近轴质牙本质界内 1/3 的釉质中（图 1－8）。一般认为，釉丛的形成可能是由于釉质钙化不良，釉柱间釉质基质蛋白残留所致。

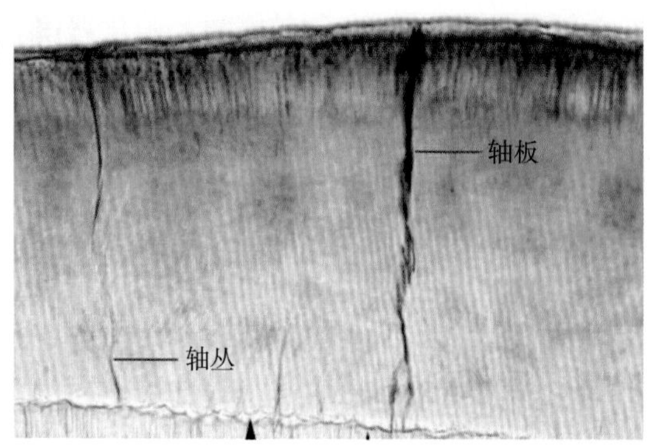

图 1－8 釉丛

4. 釉梭

釉梭是起始于釉质牙本质界伸向釉质的纺锤状突起，形成于釉质发生的早期。釉梭是在牙发育过程中，成牙本质细胞的突起末端穿过釉质牙本质界后被釉质包埋而成，在牙尖和切缘部位较多见（图 1－9）。

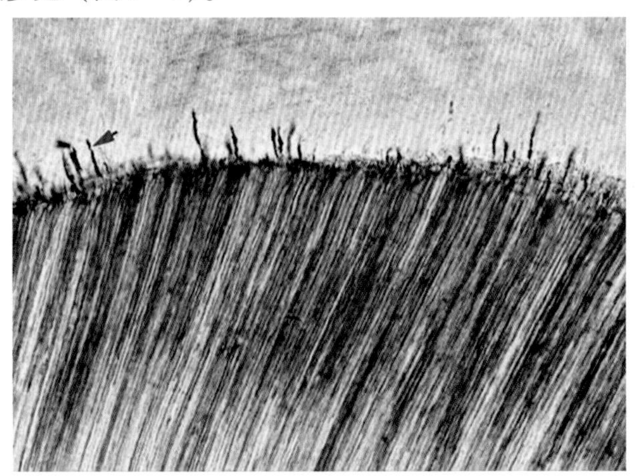

图 1－9　釉梭（箭头所示处）

（三）表面结构——釉面横纹

釉面横纹是指釉质表面呈平行排列并与牙长轴垂直的浅凹线纹，又称牙面平行线，在牙颈部尤为明显，呈叠瓦状。这是牙呈节律性发育的现象，也是釉质生长线到达牙表面的部位。

（四）釉质牙本质界

釉质牙本质界简称釉牙本质界，是釉质和牙本质的交界处，由连续的小弧形相连而成，而不是一条直线（图 1－10）。弧形线凸面向着牙本质，凹面向着牙釉质，此种连接增大了釉质和牙本质的接触面，有利于两种组织更牢固地结合。

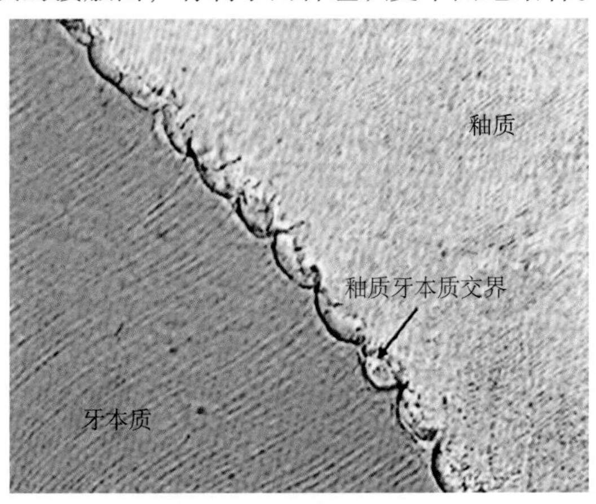

图 1－10　釉质牙本质界

（五）无釉柱釉质

在近釉质牙本质界处和多数乳牙及恒牙表层20～100μm处，光镜下均看不到釉柱结构，即为无釉柱釉质（图1－11），其晶体相互平行排列。釉质表层与其深层的结构成分不同，含氟量高，矿化程度高，有较强的抗酸能力。

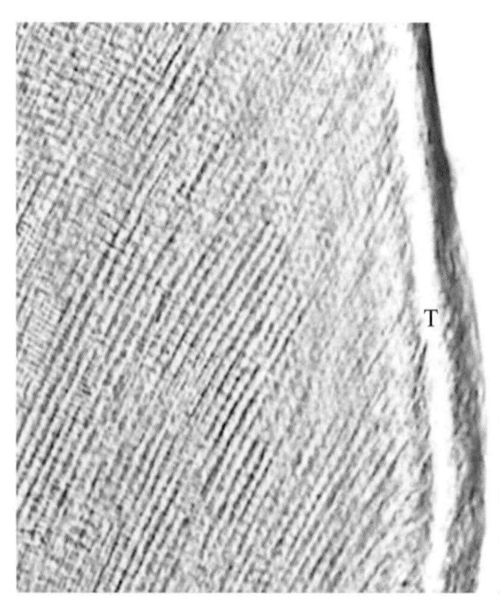

图1－11 无釉柱釉质
（图中T所在位置）

三、釉质结构的临床意义

1. 临床上常用氟化物预防釉质龋的发生

龋病的发生往往与釉质磷灰石晶体的溶解破坏有关，氟的存在使羟基磷灰石晶体变得紧凑而且稳定，可促进牙齿再矿化，使其对酸的抵抗力增加，从而增强抗龋能力。

2. 在釉质的咬合面有小的点隙和狭长的裂隙

剖面观这些裂隙多窄而长，呈漏斗状或口小底大，深度可达釉质深部（图1－12），探针不能探入，但细菌和食物残渣易滞留，故常成为龋的始发部位，且一旦发生龋，则很快向深部扩展。因此临床上使用封闭剂早期封闭这些点隙裂沟，对龋的预防有一定帮助，有利于降低龋的发生率。

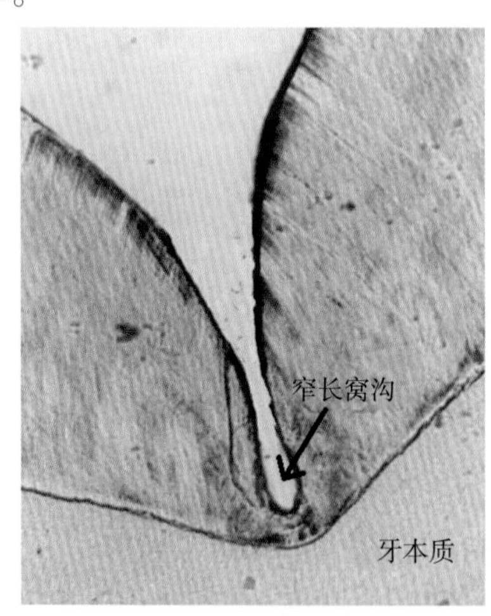

图1－12 釉质表面窝沟

知识链接

窝沟封闭——牙齿的保护衣

窝沟封闭是针对牙齿发育期的儿童进行的一种能有效增强牙齿抗龋能力的技术。窝沟封闭剂就像给有缺陷的牙齿穿上一层保护衣，可阻止细菌和食物残渣进入窝沟，使牙齿免受食物和细菌的侵蚀。乳磨牙的封闭以3～4岁为宜，六龄牙的封闭以6～7岁为好，前磨牙和第二磨牙以12～13岁为宜。窝沟封闭虽不可能一劳永逸，但只要掌握好使用的时机，抓住防龋最佳有效期，仍然能取得理想的防龋效果。值得注意的是，对于封闭好的牙齿，并不能保证永不患龋，还应该定期到医院做口腔检查。

3. 掌握釉柱的排列方向在临床上具有重要意义

绞釉的排列方式可增强釉质的抗剪切强度，咀嚼时不易被劈裂。在手术时如需劈裂牙釉质，施力方向必须尽量与釉柱排列方向一致。在治疗龋病制备洞形时，一般不保留失去牙本质支持的悬空釉柱，因其受压力时常易碎裂，可导致窝洞边缘的继发龋。

第二节　牙本质

牙本质是包绕在髓腔周围有活力的硬组织，构成牙齿的主体。主要功能是保护其内部的牙髓和支持其表面的釉质。由于牙本质和牙髓在胚胎发生和功能上关系密切，故二者常合称为牙髓牙本质复合体。

一、理化特性

1. 硬度

牙本质的硬度较釉质低，比骨组织略高。

2. 化学成分

牙本质的无机物主要为磷灰石晶体，其体积较小，约占牙本质总重量的70%，有机物为20%，水为10%。牙本质因含较高的有机物和水分而具有一定的弹性，给釉质提供了一个良好的缓冲环境。

3. 颜色

牙本质通常呈淡黄色，年龄越大，牙本质颜色越深。

二、组织结构

牙本质主要由牙本质小管、成牙本质细胞突起和细胞间质组成。

（一）牙本质小管

牙本质小管为贯通于牙本质全层的密集小管，小管内含组织液和成牙本质细胞突起。牙本质小管起自牙髓表面，向釉质牙本质界呈放射状排列，在牙尖部及根尖部小管较直，在牙颈部弯曲呈“～”形，近牙髓端的凸弯向着根尖方向。牙本质小管近牙髓一端较粗，越向表面越细，且排列稀疏。牙本质在近髓端和近表面处每单位面积内小管数目之比约为2.5∶1。牙本质小管沿途分出许多侧支，与邻近小管的侧支相吻合（图1-13）。

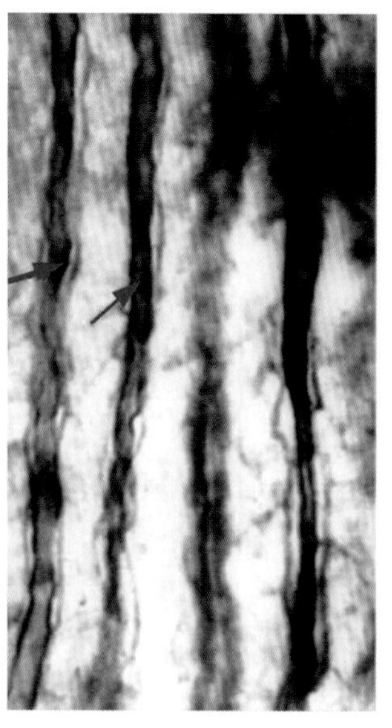
图1-13 牙本质小管
（图中箭头所示）

（二）成牙本质细胞突起

成牙本质细胞突起是成牙本质细胞的胞质突，该细胞体位于紧邻牙本质的牙髓表面，呈整齐的单层排列。成牙本质细胞突起伸入牙本质小管内，在其整个行程中亦分出许多侧支伸入到牙本质小管的相应分支中。大部分突起延伸至牙本质小管的近髓端1/3，少部分成牙本质细胞突起到达釉质牙本质界，有的包埋在釉质内即为釉梭。

（三）细胞间质

牙本质的细胞间质大部分为矿化的间质，其中有细小的胶原纤维，主要为Ⅰ型胶原。

牙本质的矿化并不是均匀的，在不同区域因其矿化差异而有着特定的名称。

1. 管周牙本质

管周牙本质为围绕成牙本质细胞突起周围的间质，呈环形的透明带（图1-14），矿化程度高，含胶原纤维极少，它构成牙本质小管的管壁。

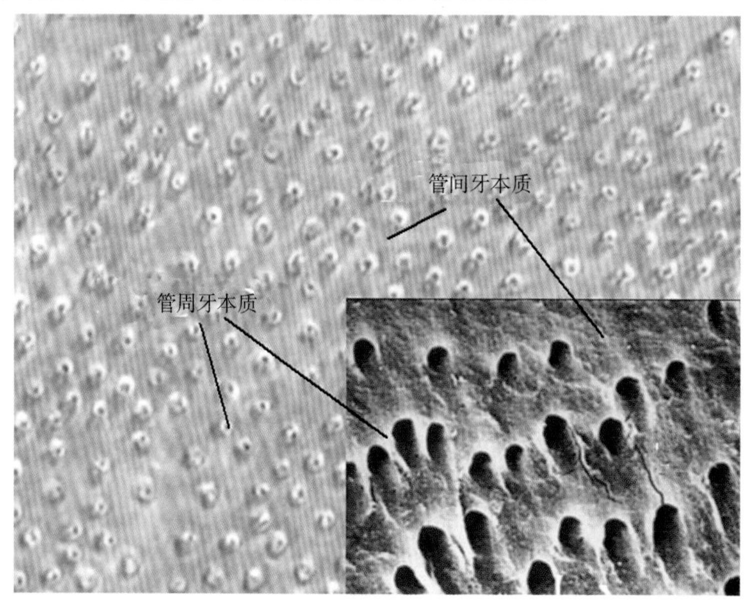

图1-14 牙本质小管横断面（右下为扫描电镜观）

2. 管间牙本质

管间牙本质位于管周牙本质之间。其内胶原纤维较多，矿化程度较低（图 1－14）。

3. 球间牙本质

牙本质的钙化主要是球形钙化，由很多钙化小球融合而成。牙本质钙化不良时，钙质小球之间遗留下的未钙化的区域称为球间牙本质。其中仍有牙本质小管通过，但无管周牙本质，主要见于近釉质牙本质界处（图 1－15）。

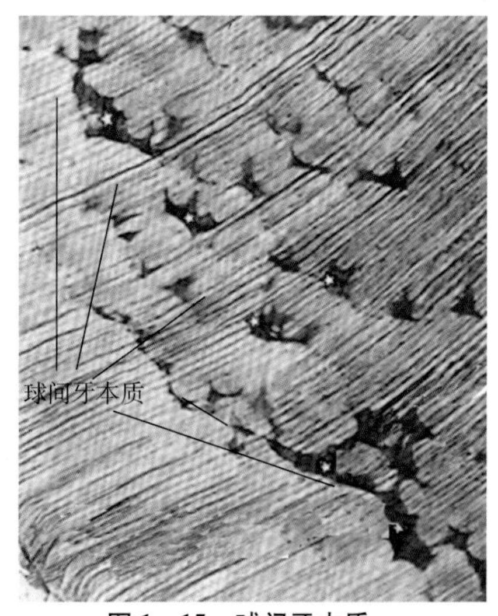

图 1－15　球间牙本质

4. 牙本质生长线

牙本质生长线是一些与牙本质小管垂直的间歇线纹，与釉质生长线成因相似，它表示牙本质的发育和形成速率是周期性变化的。牙本质的形成从牙尖开始，有规律地成层进行。生长线有节律性的间隔，即每天牙本质沉积的厚度约为 4μm，称短时生长线。牙本质中还有与短时生长线相重叠的约每隔五天的周期性生长线，此称长期生长线或五天生长线，也称埃布纳生长线。如发育期间受到障碍，则形成加重的生长线，特称为欧文线。在乳牙和第一恒磨牙上，牙本质因部分形成于出生前，部分形成于出生后，故两者之间有一条明显的生长线，即新生线。

5. 前期牙本质

牙本质的形成过程是成牙本质细胞分泌基质并进一步发生矿化。牙本质在一生中始终在形成，因此在成牙本质细胞和矿化牙本质之间总有一层尚未矿化的牙本质，称为前期牙本质（图 1－16）。

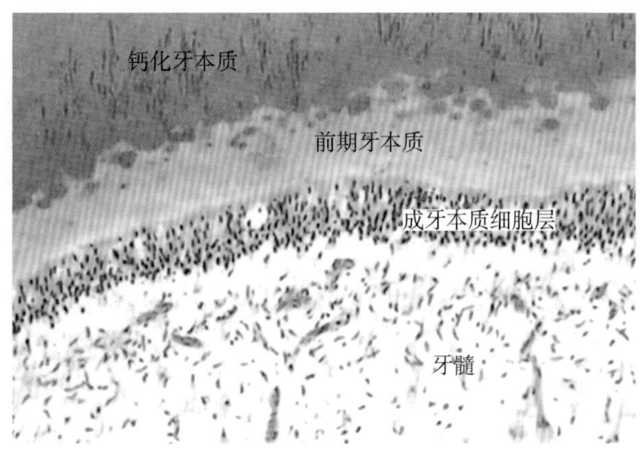

图 1－16　前期牙本质

三、生理性与反应性变化

牙本质是有活力的组织，成牙本质细胞终生存在，所以随着年龄的增长或受到病理性刺激，牙本质都有明显的反应并产生相应的变化。

（一）原发性牙本质

原发性牙本质是在牙发育期间所形成的牙本质，构成牙本质的主体。位于冠部紧靠釉质者称罩牙本质，在根部紧靠牙骨质者称透明层。在罩牙本质和透明层内侧的牙本质又称髓周牙本质。

（二）继发性牙本质

继发性牙本质是指牙根发育完成后，在生理情况下，由成牙本质细胞继续形成的牙本质。其特点是：形成速度慢；位于整个髓腔表面，髓腔顶和底部较侧壁厚；牙本质小管数目较少；小管排列方向稍呈水平，使其与牙发育期所形成的原发性牙本质之间常有一明显分界线。随着继发性牙本质的形成，髓腔逐渐变小。

（三）修复性牙本质

修复性牙本质也称反应性牙本质或第三期牙本质。当釉质表面因磨损、酸蚀、龋等使深部牙本质暴露时，成牙本质细胞会受到程度不等的刺激，并部分发生变性。这时牙髓深层的未分化细胞可移向该处取代变性细胞而分化为成牙本质细胞，并在与其相对应的髓腔壁上新形成一些牙本质，此称为修复性牙本质（图 1－17）。其特点是：形成速度较快；矿化程度低，牙本质小管的数目大大减少；小管排列紊乱，有明显弯曲，有些区域仅含少数小管或不含小管。修复性牙本质可阻挡外界刺激，为积极的防御反应，对牙髓有保护作用。

（四）透明牙本质

当牙本质受到刺激后，除了形成上述修复性牙本质外，还可引起成牙本质细胞突起发生变性。变性后有钙盐沉积封闭小管，这样可阻止外界的刺激传入牙髓。小管矿化封闭后，其折光率与小管周围间质折光率没有明显差异，因在磨片上呈透明状，故称之为透明牙本质。

（五）死区

死区是牙因磨损、酸蚀或龋等刺激，引起小管内的成牙本质细胞突起逐渐变性、分解、小管内充满空气所致。在透射光显微镜下观察时，这部分牙本质呈黑色，故称为死区，常见于狭窄的髓角处。死区近髓端则可见修复性牙本质（图 1－17）。

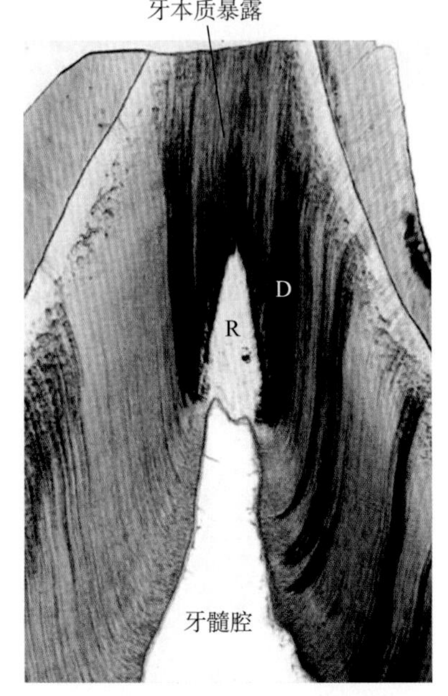

图 1－17　修复性牙本质与死区

R. 修复性牙本质　D. 死区

知识链接

吃东西"倒牙"的自我处理

有些人吃了酸、甜水果或进食冷饮后，会出现牙齿酸痛的现象，俗称"倒牙"，医学上把这种现象叫做牙本质敏感症。这时应及时去医院治疗，患者也可使用以下方法自我治疗：①经常咀嚼刚泡软的茶叶；②用生大蒜片反复涂擦敏感区；③用棉棒在敏感处反复涂擦纯甘油或脱敏牙膏；④改掉不良习惯：如横向刷牙、用力刷牙、牙刷过硬、咬硬物等；⑤牙龈萎缩者可配合用手指做牙龈按摩。

第三节　牙　　髓

牙髓是位于牙髓腔内的疏松结缔组织，牙髓中的血管、淋巴管和神经仅通过根尖孔与根尖部的牙周组织相连。

一、组织结构

牙髓主要由细胞、细胞间质、神经、血管、淋巴管等组成。组织学上牙髓可分为四层，即成牙本质细胞层、无细胞层、多细胞层、髓核。

（一）细胞

1. 成牙本质细胞

成牙本质细胞位于牙髓周围，紧靠前期牙本质排列成一层，其功能是形成牙本质。细胞的形态随部位和功能状态而异，在年轻恒牙的冠部为高柱状，反映了细胞的活性较高；在牙根中部逐渐变为立方形细胞；接近根尖部的成牙本质细胞为扁平状，呈现相对静止状态。细胞顶端有一细长的突起伸入牙本质小管内，故成牙本质细胞层实际上由成牙本质细胞的胞体构成（图 1－18）。正常情况下只要牙髓保持活力，牙本质终生可形成。

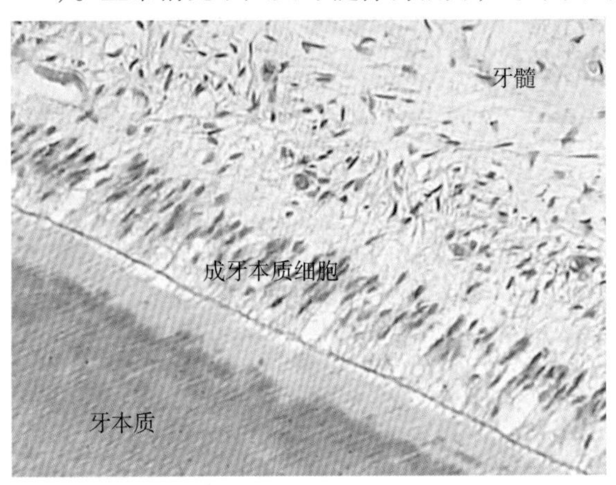

图 1－18　成牙本质细胞位于牙髓周边

2. 成纤维细胞

成纤维细胞是牙髓中的主要细胞，故又称为牙髓细胞。细胞呈星形，有胞质突起互相连接，胞核染色深，胞质淡染、均匀，其主要功能是合成胶原。随着年龄的老化，成纤维细胞数量减少，形态呈扁平梭形，细胞器减少，表现为合成和分泌功能下降。在适当的刺激下，成纤维细胞可分化为新的成纤维细胞或成牙本质细胞。

3. 巨噬细胞和未分化间充质细胞

常位于小血管和毛细血管周围。巨噬细胞为椭圆形或梭形，体积较大，胞核染色深，在细胞更新时可吞噬死亡细胞，在炎症中也发挥作用。

未分化间充质细胞是牙髓干细胞，具有自我更新、多向分化的潜能。在受到刺激如牙髓损伤和修复时，它可分化成成牙本质细胞、成纤维细胞等。老年人牙髓中未分化间充质细胞较少，故再生能力差。

4. 树突状细胞

树突状细胞是近年来得到证实的牙髓中的细胞。该细胞见于整个牙髓，常有三个以上的胞质突起，是牙髓免疫防御系统中重要的组成部分。

5. 淋巴细胞

以往认为，正常无炎症牙髓组织中无淋巴细胞。但研究证明，T 淋巴细胞是正常牙髓中一种重要的细胞，是牙髓中的主要免疫反应细胞。

（二）细胞间质

细胞间质由基质和纤维组成。基质为致密的胶样物，其主要成分为蛋白多糖复合物和糖蛋白。纤维主要是胶原纤维和嗜银纤维，弹力纤维仅存在于较大的血管壁上。

（三）血管和神经

牙髓内血管和神经很丰富。血管来自牙槽动脉分支，经根尖孔进入牙髓。牙髓内分布的神经来自牙槽神经，多数是有髓神经，传导痛觉，但缺乏定位能力；少数为无髓神经，系交感神经，可调节血管的收缩和舒张。

二、功能与临床意义

1. 形成功能

牙髓中的成牙本质细胞在一生中不断形成继发性牙本质，可使髓腔逐渐缩小。

2. 营养功能

牙髓内丰富的血运系统，可为牙髓本身以及牙本质和釉质提供营养。死髓牙由于失去营养来源而变脆易折，并失去光泽。

3. 感觉功能

牙髓的感觉神经对外界刺激敏感，但均反应为痛觉，而且缺乏定位能力，故牙髓炎患者往往不能准确指出患牙的部位。

4. 防御功能

牙髓是有再生修复能力的组织，可对外界刺激产生防御反应。当刺激较弱时，在受刺激相应部位形成修复性牙本质；当刺激较强时，则发生炎症反应。

随着年龄的增长，牙髓组织中的细胞、血管成分逐渐减少，纤维成分增加，牙髓活力降低，出现退行性改变，防御和修复能力减退。因此，在做牙髓治疗时，应考虑年龄因素，并注意髓腔和根管形态的变化。

第四节　牙骨质

牙骨质是覆盖于牙根表面类似骨组织的一层硬结缔组织，是维系牙和牙周组织联系的重要结构。生理情况下牙骨质只有新生现象而不发生吸收，在乳恒牙交替或根尖有炎症和创伤时，可导致牙骨质的吸收。

一、理化特性

1. 硬度

低于骨和牙本质。

2. 化学成分

所含无机盐约占牙骨质总重量的45% ~50%，有机物和水为50% ~55%。无机盐与釉质、牙本质中的一样，以钙、磷离子为主，并主要以磷灰石的形式存在。此外，还含有多种微量元素，氟的含量较其他矿化组织为多，且随着年龄增长而增高。

3. 颜色

牙骨质色淡黄，略深于牙本质。

4. 分布及厚度

牙骨质分布于根部牙本质表面，近牙颈部较薄，在根尖和磨牙根分叉处较厚。

二、组织结构

牙骨质的组织结构与密质骨相似，由细胞和矿化的细胞间质组成，但与骨不同的是牙骨质无哈佛管，也无血管和神经。根据牙骨质细胞在间质中的分布状况，可将牙骨质分为无细胞牙骨质和细胞牙骨质（图1 –19）。

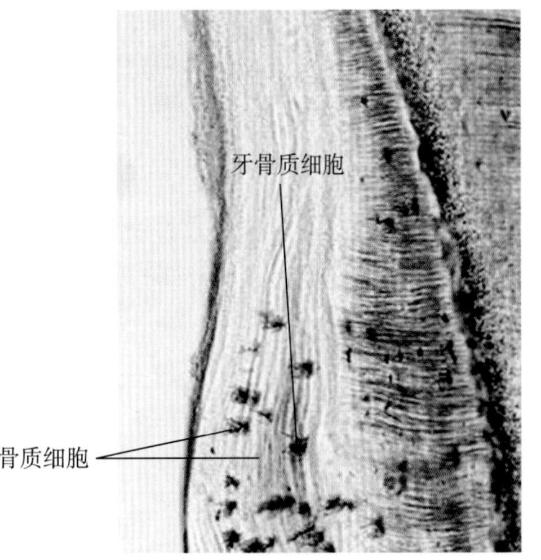

图1 –19　牙骨质磨片

（一）细胞

牙骨质细胞位于牙骨质基质陷窝内，类似于骨细胞，有许多胞质突起向牙周膜方向伸展，借以从牙周膜吸取营养，邻近突起可相互吻合。

1. 无细胞牙骨质

主要由牙骨质层板构成而无细胞。分布于自牙颈部到近根尖 1/3 处，牙颈部常常全部由无细胞牙骨质所占据。牙骨质周期性层层沉积，构成牙骨质层板。

2. 细胞牙骨质

多位于无细胞牙骨质的表面，或者细胞牙骨质和无细胞牙骨质交替排列。在根尖部 1/3 可以全部为细胞牙骨质。

（二）细胞间质

牙骨质细胞间质内的纤维主要由成牙骨质细胞和牙周膜成纤维细胞产生的胶原纤维所构成。前者纤维排列与牙根表面平行，后者又称穿通纤维或沙比纤维，与牙根表面垂直并穿插其中。

（三）釉质牙骨质界

釉质和牙骨质在牙颈部相接，其相接处有三种不同情况：约 60% 是少量牙骨质覆盖在釉质表面；约 30% 是釉质和牙骨质端端相接；约 10% 左右是二者分离（图 1－20）。该处牙本质暴露，为牙龈所覆盖，一旦牙龈萎缩，暴露的牙本质易发生过敏。

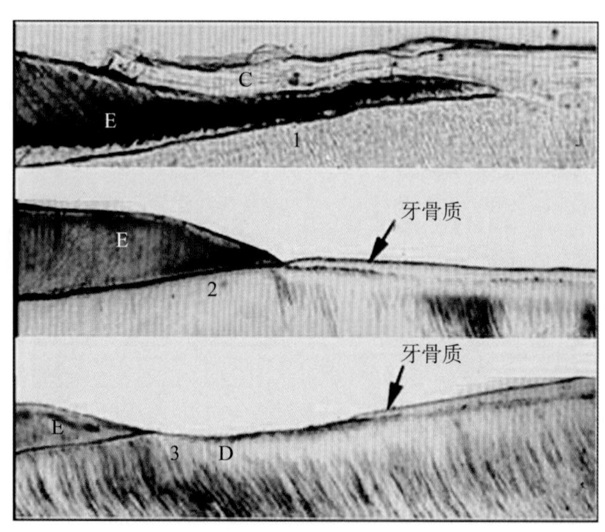

图 1－20 釉质牙骨质界的三种连接形式

E. 釉质 D. 牙本质 C. 牙骨质

（四）牙本质牙骨质界

牙本质和牙骨质紧密结合，光镜观呈一较平坦的界线，电镜下可见该处牙本质和牙骨质的胶原纤维互相缠绕。

三、功能

1. 支持稳固牙齿

牙骨质包埋牙周膜的纤维，把牙齿固定于牙槽窝内，支持牙齿完成咀嚼。

2. 修复功能

当牙根表面有小范围的病理性吸收或牙骨质折裂时，均可由牙骨质的沉积而得到修复，但当牙骨质过度增生时与牙槽骨粘连可造成拔牙困难。在牙髓和根尖周病治疗后，牙骨质能新生并覆盖根尖孔；牙周炎治疗后，新的牙骨质沉积，并使新的牙周膜纤维重新附着于牙根，重建牙体与牙周的连接关系。

3. 补偿功能

当牙的切缘和咬合面受到磨损时，可通过根尖部牙骨质的形成而得到一定的补偿。临床表现为牙齿继续萌出。

4. 在生理情况下，牙骨质较固有牙槽骨具有更强的抗吸收能力，正畸治疗时利用牙槽骨的不断改建和重塑使牙齿移动而不发生牙骨质吸收。

同步训练

一、填空题

1. 釉质的无机物主要成分是__________。

2. 牙本质主要由________、__________和____________组成。

3. 牙髓的主要功能是______、______、______和______。

二、选择题

1. 釉质的基本结构是__________。

A. 釉丛　B. 釉梭　C. 釉板

D. 釉柱　E. 釉结

2. 牙髓中的主要细胞成分是__________。

A. 成牙本质细胞　B. 成纤维细胞　C. 未分化间充质细胞

D. 组织细胞　E. 淋巴细胞

3. 在牙本质中钙化程度最高的为__________。

A. 管周牙本质　B. 管间牙本质　C. 小球间牙本质

D. 前期牙本质　E. 托姆斯颗粒层

4. 成牙本质细胞突起穿过釉牙本质界被埋在釉质中的纺锤状结构是__________。

A. 釉柱　B. 釉丛　C. 釉板

D. 釉梭　E. 釉结

5. 牙本质的反应性改变是__________。

A. 原发性牙本质　　B. 小球间牙本质　　C. 前期牙本质

D. 死区　　E. 髓周牙本质

6. 绞釉存在于釉质的__________。

A. 内 1/3　　B. 内 2/3　　C. 内 1/4

D. 外 1/3　　E. 外 2/3

（7 ~ 10 题共用备选答案）

A. 在成牙本质细胞和矿化牙本质之间是一层未钙化的牙本质

B. 牙本质钙质小球之间遗留的未钙化间质

C. 在冠部靠近釉质和根部靠近牙骨质最先形成的牙本质

D. 牙齿发育完成后形成的牙本质

E. 釉质表面因磨损、酸蚀、龋病等而遭受破坏时，部分成牙本质细胞继续形成的牙本质

7. 继发性牙本质是__________。

8. 前期牙本质是__________。

9. 修复性牙本质是__________。

10. 球间牙本质是__________。

第二章 牙周组织

知识要点

1. 牙龈的表面解剖；牙龈、牙周膜、牙槽骨的组织结构。
2. 牙周膜的功能；牙槽骨的解剖特征及生物学特性。

牙周组织包括牙龈、牙周膜、牙槽骨和牙骨质。牙骨质虽属牙体组织，但它与牙龈、牙周膜和牙槽骨共同构成了一个功能系统，使牙齿牢牢固定于牙槽窝。牙周组织共同完成保护与支持牙齿的功能，故又可称为牙支持组织。

第一节 牙　龈

牙龈是包绕和覆盖于牙颈部和牙槽嵴的口腔黏膜，呈浅粉红色，质韧而不活动。在腭部，牙龈与硬腭黏膜相移行，无明显界限；在下颌舌侧和口腔前庭与红色的牙槽黏膜相延续，二者间有明显的分界线。

一、表面解剖

牙龈可分为游离龈、附着龈和牙间乳头三部分（图 2－1）。

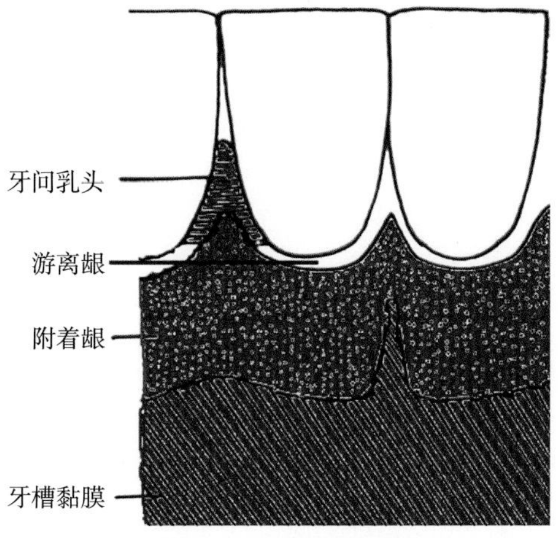

图 2－1　牙龈表面解剖

（一）游离龈

游离龈是指围绕在牙颈周围但不与牙面附着的牙龈边缘部分。其游离可动，呈连续的半月形，色泽较附着龈稍红。游离龈与牙面之间有一环状狭窄的空隙，称为龈沟，正常深度0.5～3mm，平均深度1.8mm。龈沟深度超过3mm通常被认为是病理性的，称为牙周袋。龈沟内有龈沟液，具有清除异物、抗菌和增强牙龈免疫的作用，但同时又是微生物的培养基。龈沟底部为结合上皮冠方，内壁为牙釉质，外壁衬以龈沟上皮。

（二）附着龈

附着龈位于游离龈的根方，紧密附着于牙槽嵴表面。附着龈色粉红，质地坚韧，表面似橘皮样，有许多点状凹陷，称点彩。点彩的明显程度与个体、年龄、性别及健康状况有关。点彩可增强牙龈对机械摩擦力的抵抗，但在牙龈炎症水肿时，点彩可消失而使牙龈变光亮。

（三）牙间乳头

牙间乳头是指牙龈呈乳头状充填于相邻两牙的牙间隙部分，也称龈乳头。每个牙的颊、舌侧龈乳头在邻面接触区下方相互连接处略低平凹陷，像山谷，故称龈谷（图2－2）。龈谷处因解剖位置的关系而不易清洁，极易形成菌斑和牙石，且龈谷上皮薄、无角化，对局部刺激的抵抗力弱，故该处牙龈炎的发病率明显高于其他部位。在老年和疾病情况下，龈乳头退缩而使牙间隙暴露，可引起食物嵌塞和菌斑积聚，导致牙周炎的发生。

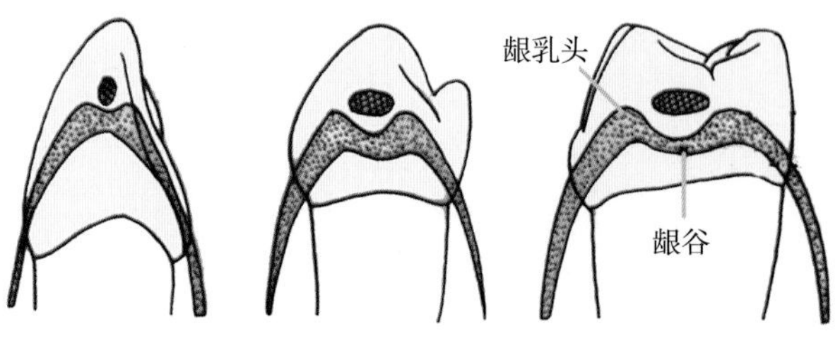

图2－2　龈谷

二、组织结构

牙龈是口腔黏膜的一部分，由上皮和固有层组成，无黏膜下层。

（一）上皮层

牙龈的上皮层按部位及结构功能不同，分为牙龈上皮、龈沟上皮和结合上皮（图2－3）。

1. 牙龈上皮

牙龈上皮是指覆盖于牙龈外表面的上皮，为复层鳞状上皮，表面多为不全角化。上皮钉突多而长，较深地插入固有层中，使上皮与深层组织牢固地连接。

与上皮钉突相对应的牙龈表面形成凹陷即是点彩。

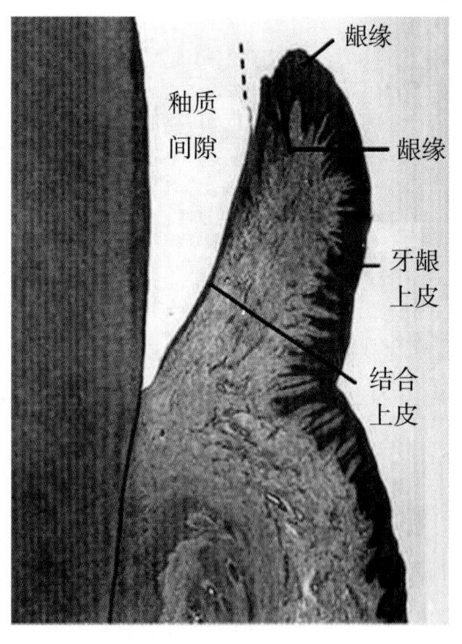

图 2-3　牙龈上皮层

2. 龈沟上皮

龈沟上皮是指牙龈上皮越过游离龈的边缘，向内延续并覆盖于龈沟外壁的上皮。该上皮为复层鳞状上皮，无角化，有上皮钉突，在龈沟底与结合上皮相连，二者有明显分界。龈沟上皮不能抵抗机械力，且由于龈沟内细菌及其毒素的刺激，使结缔组织中常有不同程度的炎细胞浸润。

3. 结合上皮

结合上皮是龈沟上皮的延续部分，为附着于牙表面的带状上皮。此上皮在龈沟底部较厚，向根方逐渐变薄。上皮细胞呈扁平状，其长轴与牙面平行，上皮既无角化，也无上皮钉突。若受到刺激，可见增生的上皮钉突。

结合上皮在牙表面的位置因年龄而异，年轻时位于釉质表面，随年龄增长逐渐向根方移动，中年以后多下移至牙骨质表面（图 2-4）。

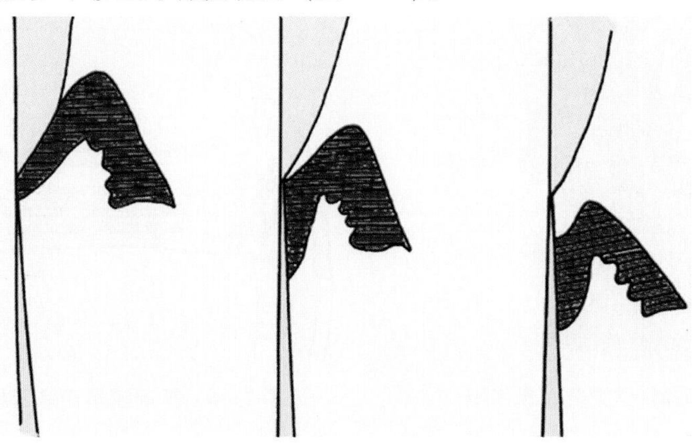
图 2-4　随年龄增长，结合上皮向根方移动

知识链接

龈牙结合部——牙周组织的保护“屏障”

龈牙结合部是指牙龈借结合上皮紧密附着于牙表面，良好地封闭了软硬组织交界处。结合上皮的快速更新和修复能力也是龈牙结合部的重要防御机制之一。此处不仅具有物理性屏障作用，还有多重活跃的防御系统，保护牙周免受侵害，但结合上皮细胞间的联系较松弛，上皮通透性较高，极易被机械力穿透或撕裂。龈牙结合部是菌斑集聚处，可被细菌代谢产物削弱，使局部刺激物更易进入结缔组织，结缔组织中的白细胞也可通过结合上皮进入龈沟，使龈牙结合部成为宿主防御系统与外界致病因素相互抗争的场所，亦是牙周病的始发部位。因此，进行牙周洁治或制作修复体等都应注意避免损伤结合上皮，以免破坏上皮与牙的附着关系，导致牙周病的发生。

（二）固有层

固有层由致密的结缔组织构成。高而长的结缔组织乳头使局部上皮隆起，隆起之间的凹陷处即为点彩。固有层含有丰富的胶原纤维，并直接附着在牙槽骨和牙颈部，使牙龈与深部组织紧密连接。粗大的胶原纤维呈束状按一定方向排列，可分为以下五组（图2－5、图2－6）。

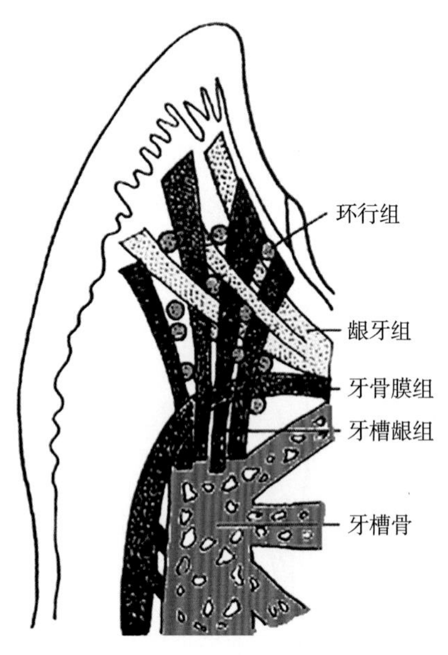

图2－5　牙龈纤维束分布示意图

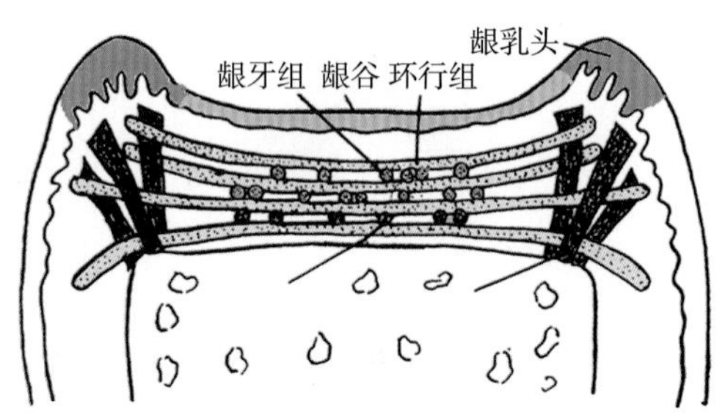

图2－6　牙间龈组织颊舌断面示意图

1. 龈牙组

龈牙组起自牙颈部牙骨质，呈放射状向冠方散开，止于游离龈和附着龈的固有层，是牙龈纤维中最多的一组，主要牵引牙龈使其与牙紧密结合。

2. 牙槽龈组

起自牙槽嵴，呈放射状向牙冠方向分散，止于牙龈的固有层中。

3. 环行组

位于游离龈中，围绕牙颈部呈环行排列。这组纤维最细，常穿插于邻近的其他纤维束之间，有助于游离龈附着在牙上。

4. 牙骨膜组

起自牙颈部牙骨质，越过牙槽突外侧皮质骨的骨膜，进入牙槽突。其功能是将牙向牙槽窝内牵引。

5. 越隔组

位于牙邻面，是横跨牙槽中隔，连接相邻两牙的纤维。起自结合上皮根方的牙骨质，呈水平方向越过牙槽嵴顶，止于邻牙相同部位。其功能是保持相邻两牙的正常位置，防止牙向近、远中方向倾斜。

牙龈没有黏膜下层，固有层含多种细胞成分，主要为成纤维细胞，还有少量间充质细胞以及淋巴细胞、浆细胞和巨噬细胞等。间充质细胞具有干细胞特性及显著组织再生和免疫调节能力，又称牙龈间充质干细胞。

第二节　牙 周 膜

牙周膜是环绕牙根并连接牙根与牙槽骨的致密结缔组织，主要功能是使牙牢固地悬吊于牙槽窝内，并能抵抗和调节牙所承受的咀嚼压力，故又称牙周韧带。牙周膜厚度一般为0.15～0.38 mm，根中1/3最薄。在X线片上牙周膜显示为一环绕牙根的透射间隙，故又称牙周间隙。

一、组织结构

牙周膜主要由纤维、基质和细胞组成，此外还有血管、淋巴管和神经等。

（一）纤维

牙周膜的纤维主要是胶原纤维，是牙周膜最重要的成分，大多集合成束，并有一定的排列方向，称主纤维束。这些纤维一端埋入牙槽骨内，另一端埋入牙骨质内，包埋在牙骨质和牙槽骨内的主纤维又称穿通纤维或Sharpey纤维。主纤维束在静止状态下呈波纹状，使牙具有微小的生理动度。主纤维束之间有少量不成束的疏松纤维组织，称间隙纤维，牙周膜的血管、神经穿行其中。

根据主纤维束所在的位置、功能及排列方向，可分为以下五组（图2－7）。

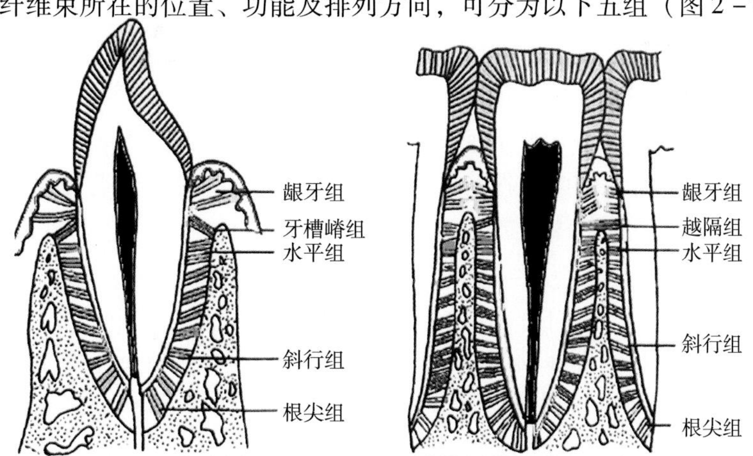

图2－7　牙周膜主纤维束分布示意图

1. 牙槽嵴组

起自牙槽嵴顶，呈放射状向冠方倾斜，止于牙颈部的牙骨质。此组纤维仅分布于唇（颊）、舌（腭）侧，邻面缺如，其功能是将牙向牙槽窝内牵引，并对抗侧方压力，保持牙直立。

2. 水平组

位于牙槽嵴纤维的根方，呈水平方向走行，环绕整个牙齿，是维持牙直立的主要力量，与牙槽嵴纤维共同对抗侧方方力，防止牙向任何一方倾斜。

3. 斜行组

斜行组是牙周膜中数量最多、力量最强、分布最广的一组纤维。纤维自牙槽骨向根尖方向倾斜约45°进入牙骨质。其功能是将牙悬吊于牙槽窝内，并将牙所承受的咀嚼压力转变成牵引力，均匀分布到牙槽骨上（图2－8）。

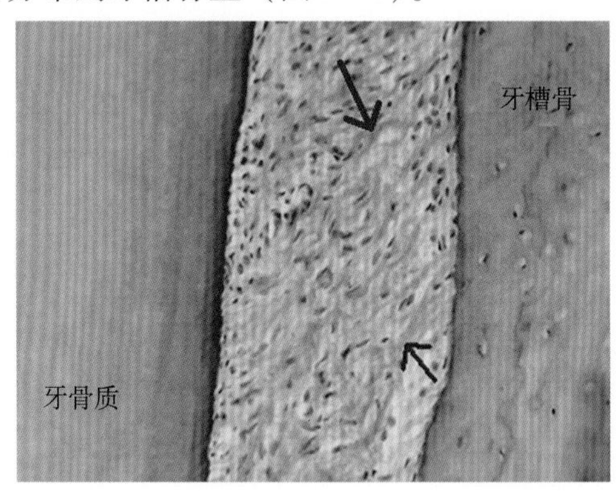

图2－8 牙周膜主纤维斜行组（箭头所指）

4. 根尖组

起自根尖部牙骨质，呈放射状，止于根尖周围的牙槽骨。其功能是固定根尖，保护进出根尖孔的血管和神经。

5. 根间组

仅见于多根牙，起自根分叉处的牙根间骨隔顶，呈放射状，止于根分叉处的牙骨质。其功能是防止多根牙向冠方移动。

牙周膜主纤维的位置、功能和排列方向虽不尽相同，但互相协调，共同支持和稳固牙齿，以完成咀嚼功能。当牙承受垂直压力时，除根尖区外，几乎全部纤维呈紧张状态，将所受压力均匀分散到牙槽骨上，因此牙能负担较大𬌗力。侧方压力仅使部分纤维呈紧张状态，易造成牙周纤维的损伤。

（二）基质

基质主要由氨基葡聚糖和糖蛋白组成，含水量达70%，填充在牙周膜的各种有形成分之间。基质在维持牙周膜的代谢、保持细胞的形态、运动和分化方面起着重要作用，对缓冲牙周膜所承受的咀嚼压力也具有积极作用。

（三）细胞

1. 成纤维细胞

成纤维细胞是牙周膜中数量最多、最重要的细胞，呈星形或梭形（图2－9），其排列方向与主纤维平行。成纤维细胞具有较强的合成胶原纤维的能力，同时还具有消化吸收胶原的功能。这种不断形成与吸收的功能，在牙周膜的改建和更新过程中起重要作用。

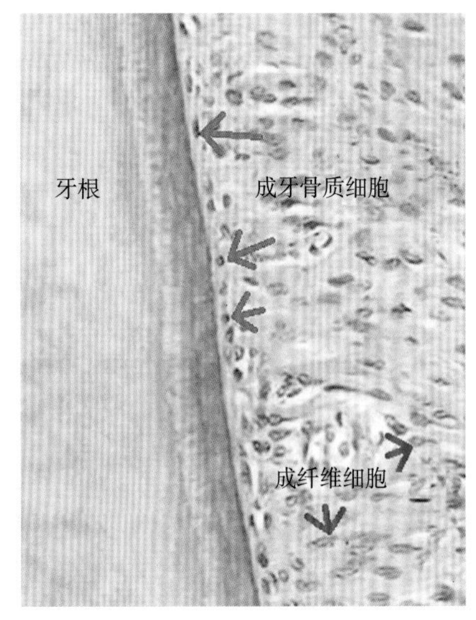

图2－9　牙周膜中的细胞

2. 成牙骨质细胞

位于邻近牙骨质的牙周膜中，静止期细胞扁平，单层紧贴在牙根表面（图2－9），在牙骨质形成时近似立方状，其功能是形成牙骨质。

3. 成骨细胞

成骨细胞位于新形成的牙槽骨表面，呈不规则立方形，核大，静止期呈梭形。成骨细胞能分泌胶原纤维和骨基质，矿化后成为骨间质。随着骨的形成，成骨细胞被包埋于新形成的骨间质中，成为骨细胞。

4. 破骨细胞

破骨细胞是一种多核巨细胞，与骨的吸收关系密切。当牙槽骨发生吸收时，在骨吸收处会出现蚕食状凹陷，称Howship陷窝。破骨细胞位于此陷窝内（图2－10）。骨吸收停止时，破骨细胞即消失。

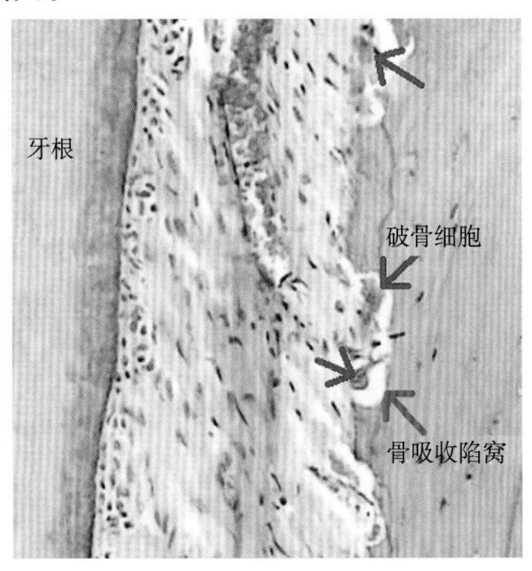

图2－10　破骨细胞和骨吸收陷窝

5. Malassez 上皮剩余

Malassez上皮剩余是牙根发育过程中上皮根鞘退化后的残余上皮，位于邻近牙骨质的纤维间隙中，细胞小，常排列为小的上皮条索或团块（图2－11）。上皮剩余通常呈静止状态，当受到炎症刺激时，可增殖成为颌骨囊肿或牙源性肿瘤的上皮来源。

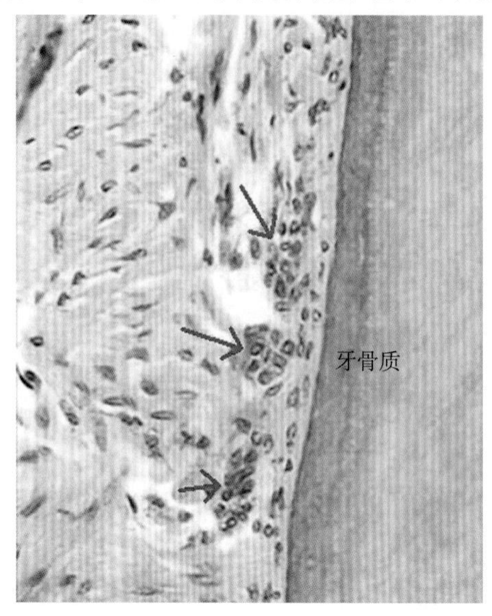

图2－11 Malassez 上皮剩余（箭头所指）

6. 牙周膜干细胞

牙周膜干细胞是牙周膜中一种未分化的间充质干细胞，具有自我更新及多向分化潜能。它是牙周膜中新生细胞的来源，根据需要可分化为任何一种结缔组织细胞，在牙周膜更新中起重要作用。

在牙周膜中有时可见到圆形的钙化团块，呈同心环状，称牙骨质小体。数目不等，游离于牙周膜中或附着在牙骨质表面。牙骨质小体可能是变性的上皮细胞钙化而成。

（四）血管和淋巴管

1. 血管

牙周膜内含有丰富的血管，这些血管均来自牙槽动脉的分支，主要有三方面来源：①牙龈血管的分支从冠方进入牙周膜；②牙槽骨内的血管通过筛状板进入牙周膜；③上、下牙槽动脉进入根尖孔前的分支。

2. 淋巴管

淋巴管在牙周膜中呈网状分布，与血管伴行，在根尖部与来自牙髓和牙龈的淋巴管汇合，最后注入颌下和颏下淋巴结。当牙周膜发生炎症时，可引起上述淋巴结肿大。

（五）神经

牙周膜中神经分布很丰富，并与血管伴行形成复杂的网状排列。神经大多数为感觉神经，有丰富的末梢感受器，主要感受触觉、压觉和痛觉，具有一定的定位能力。当牙周膜发生病变时，患者能明确指出患牙位置。

二、功能

1. 支持功能

牙周膜主纤维将牙骨质和牙槽骨紧密连接起来，使牙齿固定在牙槽窝内，并支持牙行使功能。牙周膜一旦受到损害，无论牙体如何完整，终将失去附着而松动，以致脱落。

2. 营养功能

牙周膜丰富的血供，不仅营养牙周膜自身，也营养牙骨质和牙槽骨。

3. 感觉功能

牙周膜中有丰富的神经和末梢感受器，能敏锐地感觉疼痛和压力，即便是加于牙冠的轻微压力，都能感受和判断压力的大小、位置和方向。通过神经系统的传导和反射，支配颌骨、肌肉和关节的运动，因此牙周膜具有调节和缓冲咀嚼力的作用。

4. 形成功能

牙周膜不断地进行更新和改建，牙周膜干细胞的自我更新和多向分化潜能，使牙周膜处于良好的功能状态。成骨细胞和成牙骨质细胞不断地形成新的牙槽骨和牙骨质，新生成的牙周膜纤维又被埋在其中，保证了牙和牙周膜的正常附着关系。

知识链接

牙周膜的生物学特性与临床意义

牙周膜的厚度及结构与年龄和功能等因素密切相关。随着年龄增加，牙周膜厚度变薄，胶原纤维增多，细胞成分减少，这种变化可能是咀嚼功能降低所致。在一定条件下牙周膜又可发生功能适应性改建，如长期不用的牙和埋伏牙，咬合力减弱，牙周膜变薄，主纤维失去有规律的功能性排列。当功能增大时，主纤维束粗大并呈良好的功能性排列，牙周膜宽度增大。正常情况下，牙周膜必须维持其宽度的稳定。这要求牙骨质、牙槽骨的骨性改建与牙周膜软组织的改建达到平衡。临床进行修复或正畸治疗时，需注意咬合力与牙周膜功能的平衡关系，以免出现异常病理状况。

第三节　牙槽骨

牙槽骨又称牙槽突，是上下颌骨包围和支持牙根的部分。容纳牙根的窝称牙槽窝，牙槽窝在冠方的游离端称牙槽嵴，两牙之间的牙槽骨称牙槽中隔。牙槽骨的生长发育依赖于牙的功能性刺激，如果牙齿脱落，牙槽骨也随之萎缩。

一、组织结构

牙槽骨根据其解剖部位可分为固有牙槽骨、密质骨和松质骨（图 2－12）。

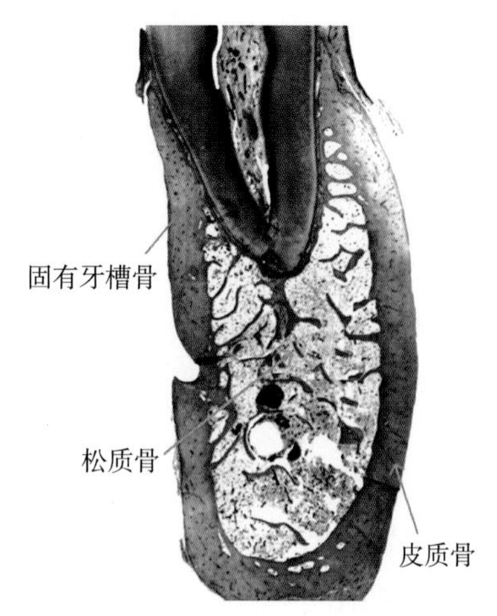

图 2－12　下颌骨及其牙槽突断面

（一）固有牙槽骨

固有牙槽骨构成牙槽窝的内壁，包绕牙根，与牙周膜相邻。它是一层多孔的骨板，亦称筛状板，牙周膜的神经和血管穿过筛状板上的小孔进入骨髓腔。固有牙槽骨较薄，无骨小梁，在 X 线片上显示为环绕牙根的白色阻射线，称硬骨板。硬骨板是检查牙周组织的重要标志，当牙周膜发生炎症和外伤时，硬骨板首先消失。

在组织学上，固有牙槽骨由平行排列的骨板构成，与牙槽窝壁平行。邻近牙周膜侧的固有牙槽骨内埋有大量与骨板垂直的牙周膜纤维，即穿通纤维，又称束骨（图 2－13）。在邻近骨髓侧，由骨板和哈弗系统构成，骨板呈同心圆状排列，内有神经和血管通过（图 2－14）。

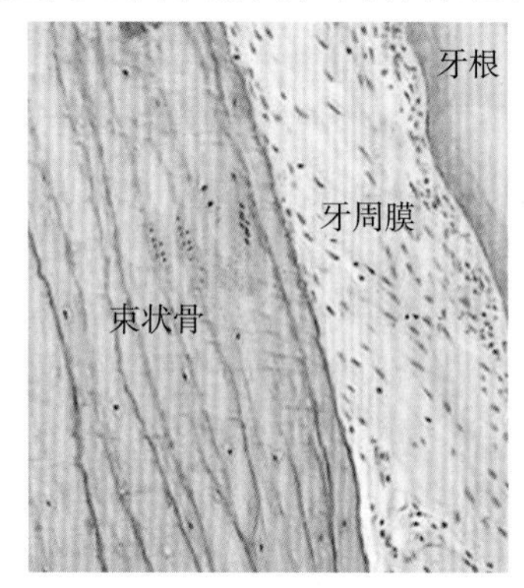

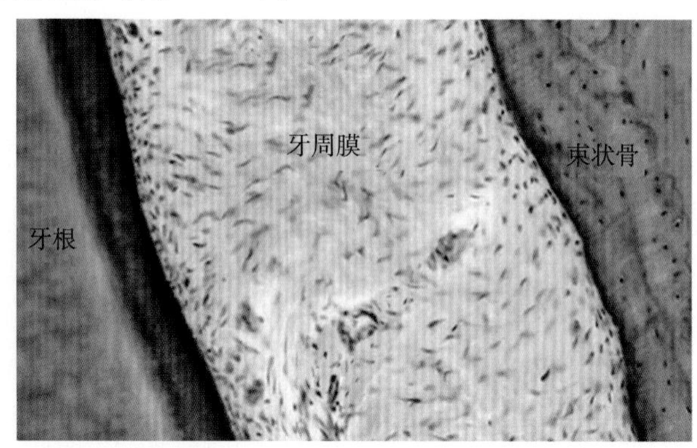

图 2－13　束骨

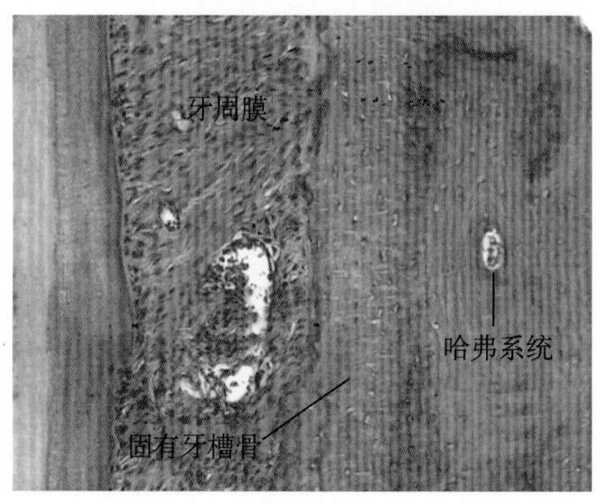

图 2－14　固有牙槽骨与牙周膜

（二）密质骨

密质骨是牙槽骨的外表面，即颌骨内、外骨板的延伸部分。表层为平行排列的骨板，深部有哈弗系统。密质骨的厚度不一，上颌牙槽骨的唇面，尤其是前牙区密质骨很薄，有许多血管和神经穿过的滋养管，舌侧增厚。下颌密质骨比上颌密质骨厚而致密，小孔很少。在施行局部麻醉时，上颌前牙用局部浸润麻醉的效果比下颌好。

（三）松质骨

松质骨位于固有牙槽骨和密质骨之间，由骨小梁和骨髓构成。骨小梁相互连接形成多孔的网架，网架之间充满骨髓。骨小梁的粗细和数量因牙的功能状态而异。功能大者，骨小梁粗而密；功能小者，骨小梁细而疏。骨小梁的排列方向一般与咀嚼力的方向相适应，如两牙间的骨小梁呈水平状排列，根尖周围的骨小梁为放射状排列，以最有效的排列方向来抵抗咬合力。无咀嚼功能的牙周围，骨小梁排列无规律。

二、生物学特性

牙槽骨是全身骨骼中代谢和改建最活跃的部分，具有高度可塑性。牙槽骨的改建与牙的移动、生长发育、脱落替换和咀嚼压力等密切相关，其改建是通过骨的形成和吸收来完成的，一般情况下这种新生和吸收保持着动态平衡。牙槽骨具有受压力吸收、受牵引力则增生的特性。

牙槽骨有明显的增龄变化。随着年龄增长，牙槽嵴的高度减低，可出现生理性的骨质疏松，骨密度降低，骨的吸收大于骨的新生，代谢率和修复功能下降。松质骨中的骨髓在幼年时为红骨髓，成年后因脂肪增多变为黄骨髓。

知识链接

错位牙“归位”——重建美观与功能

牙齿排列不齐不仅影响美观和咀嚼功能，而且对生理和心理方面都有很大影响。如何让移位、变位的牙重新“归位”，口腔正畸带来了福音。临床上利用牙槽骨受压力吸收、受牵引力则增生的特性进行错殆畸形的矫治，重新排列牙齿，可使牙齿恢复到正确位置。通过在牙齿上施加一定强度的压力，使受压侧骨吸收，牙的位置随之移动，受牵引侧骨质增生，以补偿牙齿移动后留下的间隙，从而使错位的牙齿得到矫正。

正畸并非儿童的专利，成人亦可进行正畸，但成人正畸往往较儿童更为复杂，时间较长，效果也不如儿童理想，因此尽早实施牙齿矫正，可起到事半功倍的效果。

同步训练

一、填空

1. 牙龈可分为________、________和________三部分。
2. 牙槽骨按解剖部位可分为______、________和________三部分。

二、选择题

1. 牙龈中牙龈纤维最多的一组是__________。
   A. 龈牙组　B. 牙槽龈组　C. 环行组
   D. 牙骨膜组　E. 越隔组
2. 使牙齿承受的咀嚼压力转变为牵引力，均匀分散到牙槽骨上的牙周纤维是________。
   A. 牙槽嵴组　B. 水平组　C. 斜行组
   D. 根尖组　E. 根间组
3. 受到炎症刺激时，可增殖为颌骨囊肿和牙源性囊肿的牙周膜细胞是__________。
   A. 成纤维细胞　B. 成牙骨质细胞　C. Malassez 上皮剩余
   D. 成骨细胞　E. 破骨细胞
4. 随年龄增长，牙槽骨的变化错误的是__________。
   A. 牙槽嵴高度减少　B. 骨密度逐渐降低　C. 骨吸收活动大于骨的形成
   D. 修复能力明显降低　E. 骨髓仍为红骨髓
5. 牙周膜中数量最多、功能最重要的细胞是__________。
   A. 成纤维细胞　B. 成牙骨质细胞　C. 成骨细胞
   D. 破骨细胞　E. 牙周膜干细胞
6. 牙槽骨吸收处 Howship 陷窝内的细胞是__________。
   A. 成纤维细胞　B. 成牙骨质细胞　C. 成骨细胞
   D. 破骨细胞　E. 牙周膜干细胞
7. 牙周膜最薄处位于__________。
   A. 牙根颈 1/3 处　B. 牙根中 1/3 处　C. 牙根尖 1/3 处
   D. 根尖处　E. 以上均错
8. 牙周膜内各种新生细胞主要来源于__________。
   A. 成纤维细胞　B. 成牙骨质细胞　C. 成骨细胞
   D. 破骨细胞　E. 牙周膜干细胞
9. 牙周支持组织不包括__________。
   A. 牙髓　B. 牙骨质　C. 牙周膜
   D. 牙槽骨　E. 牙龈

10. 起自根分叉处的牙根间骨隔顶，止于根分叉处的牙骨质的牙周纤维是________。

A. 牙槽嵴组　　B. 水平组　　C. 斜行组

D. 根尖组　　E. 根间组

11. 起自牙颈部牙骨质，向牙冠方向散开，止于游离龈和附着龈固有层的牙龈纤维是__________。

A. 龈牙组　　B. 牙槽龈组　　C. 环行组

D. 牙骨膜组　　E. 越隔组

12. 牙槽嵴是指__________。

A. 上下颌骨包围牙根的部分　　B. 容纳牙根的部分

C. 牙槽窝在冠方的游离端　　D. 两牙之间的牙槽突部分

E. 衬于牙槽窝内壁，包绕牙根与牙周膜相邻

13. 龈沟的正常深度范围是__________。

A. 0.5～2mm　　B. 0.5～3mm　　C. 0.5～2.5mm

D. 1～2mm　　E. 1～2.5mm

14. 下列牙槽骨的生物学特性错误的是__________。

A. 高度可塑性组织　　B. 随牙的生长发育而变动

C. 随牙生理性移动而改建　　D. 牙齿缺失后不会吸收

E. 受压力被吸收，受牵引力会增生

15. 维持牙齿直立的主要力量，对抗侧方力，防止牙向任何一方移动的是________。

A. 牙槽嵴组　　B. 水平组　　C. 斜行组

D. 根尖组　　E. 根间组

16. 下述不是结合上皮特征的是__________。

A. 无上皮钉突

B. 是不全角化的鳞状上皮

C. 随年龄增长逐渐向根方移动

D. 上皮细胞扁平，其长轴与牙面平行

E. 在龈沟底部较厚，向根方逐渐变薄

17. 固有牙槽骨又称__________。

A. 网状板　　B. 束状骨板　　C. 硬骨板

D. 基板　　E. 松质骨板

18. 只存在于牙邻面，起于结合上皮根方的牙骨质，呈水平方向越过牙槽嵴顶，止于邻牙相同部位的牙龈纤维称__________。

A. 环行组　　B. 龈牙组　　C. 牙骨膜组

D. 牙槽龈组　　E. 越隔组

19. 牙周膜纤维中数量最多的纤维是__________。

A. 牙槽嵴组　　B. 斜行组　　C. 水平组

D. 根尖组　　E. 根间组

20. 关于牙龈上皮，以下错误的是＿＿＿＿＿。

A. 牙龈由上皮、固有层和黏膜下层组成

B. 牙龈借结合上皮与牙面结合

C. 覆盖于龈沟壁的上皮称龈沟上皮

D. 龈沟上皮无角化，有上皮钉突

E. 龈谷表面为无角化鳞状上皮

21. 下述各点，不是固有牙槽骨特征的是＿＿＿＿＿。

A. 牙周膜有炎症时，固有牙槽骨首先消失

B. 很薄，有骨小梁结构

C. X 线片显示围绕牙根的白色阻射线

D. 多孔的骨板，又称筛状板

E. 由平行骨板构成，内含大量穿通纤维

第三章　口腔黏膜

知识要点

1. 口腔黏膜的一般组织结构。
2. 咀嚼黏膜、被覆黏膜和特殊黏膜的组织结构特点。

口腔黏膜覆盖于口腔表面，前与唇部皮肤相连，后与咽部黏膜相延续。口腔黏膜的形态结构因所在部位及功能特点的不同而有所不同。硬腭和牙龈黏膜在咀嚼过程中经常受摩擦，结构较致密，所以有角化层；舌背黏膜具有特殊的结构味蕾及舌乳头，与味觉和咀嚼有关；黏膜主要起衬覆作用，结构疏松，无角化。

第一节　口腔黏膜的一般组织结构

口腔黏膜的组织结构与皮肤基本相似，由上皮和固有层构成。其中上皮相当于皮肤的表皮层，固有层相当于皮肤的真皮层。上皮借基底膜与固有层相连，部分黏膜深部还有黏膜下层（图 3－1）。

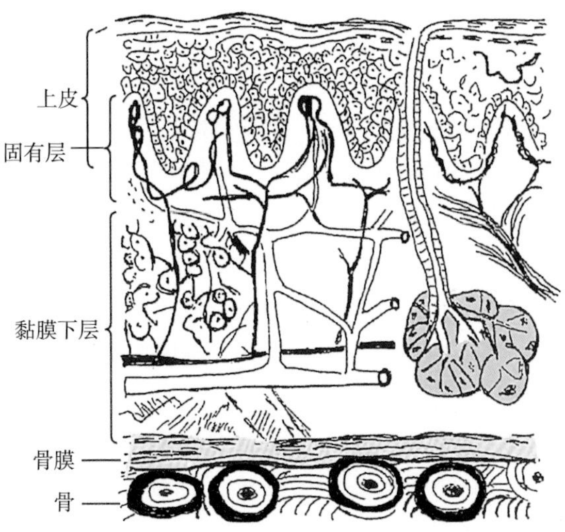

图 3－1　口腔黏膜结构示意图

一、上皮

口腔黏膜上皮为复层鳞状上皮，由角质形成细胞和非角质形成细胞组成，以角质形成细胞为主。根据所在部位和功能的不同，可分为角化复层鳞状上皮和非角化复层鳞状上皮，上皮从表面到基底会出现细胞形态结构上的层次变化。

（一）角化复层鳞状上皮

角化复层鳞状上皮由四层细胞构成（图 3－2），从深部至表面依次为基底层、棘层、颗粒层和角化层。

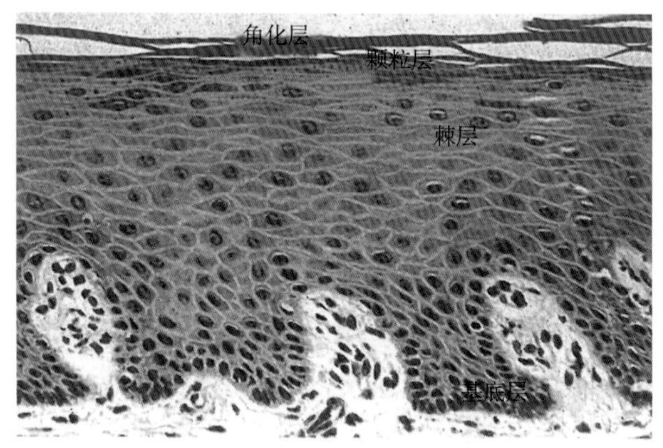

图 3－2　口腔上皮的结构

1. 基底层

位于上皮的最深面，由一层立方形或矮柱状细胞构成，借基底膜与固有层结缔组织相连。电镜下基底细胞与基底膜呈半桥粒连接。光镜下见胞核圆形，染色深。基底细胞和邻近的棘层细胞有分裂增殖能力，称为生发层。生发层细胞不断分裂增殖补充表层脱落细胞，使口腔上皮始终处于更新状态。

2. 棘层

位于基底层浅层，是层次最多的细胞。细胞体积较大，多边形，愈向表面愈趋扁平，胞核圆形或卵圆形，位于细胞中央，含 1～2 个核仁，胞质常伸出许多棘状突起与相邻细胞相接，称为细胞间桥。棘层细胞蛋白质的合成最活跃。

3. 颗粒层

位于角化层深面，一般由 2～3 层扁平细胞组成。胞浆内含嗜碱性透明角质颗粒，染色深，胞核浓缩。上皮为正角化时，此层明显；表层不全角化时，此层可不明显。

4. 角化层

位于上皮最表层，由数层排列紧密的扁平细胞构成。若细胞器和细胞核消失，胞质内充满角质蛋白，苏木素－伊红染色为均质红染，细胞间桥消失，此种角化称正角化，如硬腭黏膜；如果上述细胞中含有浓缩的未消失的细胞核，称不全角化，如牙龈黏膜。

知识链接

神奇的桥粒

电镜下见细胞间桥的突起相接处为桥粒，此处细胞膜内有致密物质组成的附着板，其中有张力细丝附着，并折返回胞质。桥粒对于维持上皮的完整性有重要作用，它像“胶水”一样将上皮细胞粘结在一起。某些疾病（如寻常性天疱疮），若桥粒的结构受到破坏溶解，则会使棘层细胞游离、变形，形成疱性病变。

（二）非角化复层鳞状上皮

非角化复层鳞状上皮无颗粒层和角化层，由基底层、棘层、中间层和表层构成。基底层细胞形态同角化上皮；棘层细胞体积大，细胞间桥不明显；中间层为棘层和表层的过渡；表层细胞扁平，有细胞核，染色浅，细胞器少。

（三）非角质形成细胞

主要分布在上皮深层，不参与上皮的增生和分化，包括黑色素细胞、朗格汉斯细胞和梅克尔细胞。在普通切片下，这些细胞的胞质不着色，因此称为透明细胞。

1. 黑色素细胞

位于口腔黏膜上皮的基底层（图3－3）。光镜下胞质透明，胞核圆形或卵圆形。胞质内的黑色素颗粒对多巴染色呈阳性反应，可经细胞突起排出，并进入邻近的角质形成细胞内。临床上牙龈、硬腭、颊和舌是黑色素沉着的常见部位，也是黑色素性病变的好发部位。较重的色素沉着包括黑色素细胞内的色素和传入邻近细胞的色素。

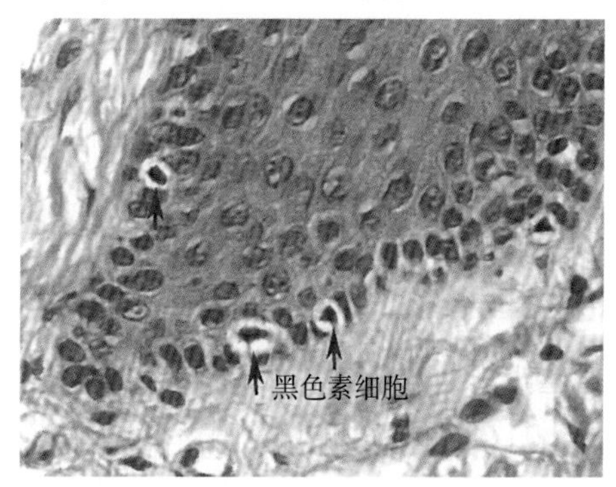

图3－3　口腔上皮中的黑色素细胞

2. 朗格汉斯细胞

朗格汉斯细胞也是一种有树枝状突起的细胞，主要位于棘层，也见于基底层，来自于造血组织。常规染色胞浆透明，核深染，对多巴染色呈阴性反应。该细胞与黏膜的免疫功能有关，作为一种抗原呈递细胞，可以激活T淋巴细胞。

3. 梅克尔细胞

此细胞位于基底层，成群分布，可能来自神经嵴或上皮细胞。在邻近与神经末梢形成的突触样连接的胞质中，常见电子致密性膜被小泡，可释放递质，引发冲动。此种细胞是一种压力或触觉感受细胞。

二、固有层

固有层由致密的结缔组织组成，伸入上皮部分的乳头称为乳头层，其余部分称网状层。上皮伸入固有层的上皮钉突与固有层乳头，呈指状镶嵌，使二者结合更加紧密。乳头层胶原纤维较细，排列疏松，乳头的长短依所在部位有所不同。血管和神经纤维通过网状层进入乳头层，形成毛细血管网和神经末梢，部分神经末梢可进入上皮内。固有层的主要细胞是成纤维细胞，有合成和更新纤维及基质的功能，此外还有巨噬细胞、肥大细胞、炎症细胞等。固有层深面可有与之过渡的黏膜下层，或直接附着在骨膜上。固有层对上皮细胞的分化具有调控作用。

三、黏膜下层

黏膜下层为疏松结缔组织，内含小唾液腺、较大的血管、淋巴管、神经和脂肪组织。其功能主要是为固有层提供营养和支持。黏膜下层主要分布在被覆黏膜，在牙龈、硬腭的大部分区域和舌背无黏膜下层，固有层与其深部的骨或肌直接紧密相连。

第二节　口腔黏膜的分类与结构特点

口腔黏膜根据所在的部位和功能可分为三类，即咀嚼黏膜、被覆黏膜和特殊黏膜。

一、咀嚼黏膜

咀嚼黏膜包括牙龈和硬腭黏膜，在咀嚼时承受压力和摩擦。咀嚼黏膜的上皮有角化，正角化时有明显的粒层；不全角化时粒层不明显。棘层细胞间桥明显。固有层厚，乳头多而长，胶原纤维束粗大并排列紧密。固有层深部或直接附着在骨膜上，形成黏骨膜；或借黏膜下层与骨膜相连。咀嚼黏膜与深部组织附着牢固，不能移动。

1. 硬腭黏膜

腭黏膜由两部分组成，前2/3为硬腭黏膜，后1/3为软腭黏膜。硬腭黏膜肉眼观呈浅粉红色，镜下见表面角化层较厚，以正角化为主。固有层具有咀嚼黏膜的特征（图3－4）。根据有无黏膜下层可将其分为牙龈区、中间区、脂肪区和腺区四部分（图3－5）。牙龈区和中间区无黏膜下层，固有层与骨膜紧密相连；脂肪区和腺区有黏膜下层；腺区内的腺体与软腭的腺体连为一体，属纯黏液腺。

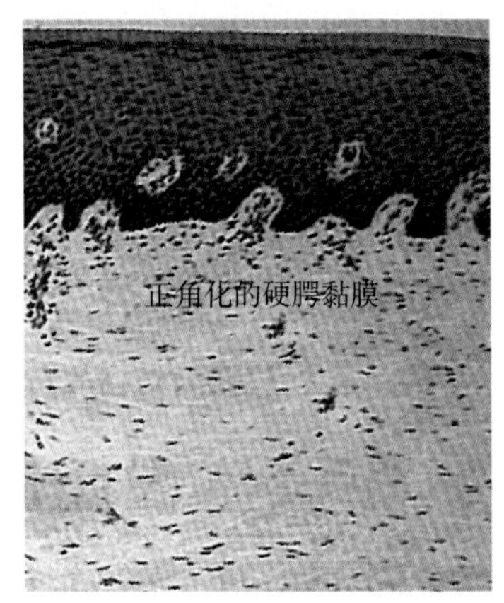

图3－4　硬腭黏膜

硬腭前方正中有切牙乳头，其上皮下的结缔组织中有退化的鼻腭管的口腔部分。硬腭前方侧部有隆起的黏膜皱襞，称腭皱襞。硬腭与软腭相延续，两者有明显的分界。

2. 牙龈

见牙周组织。

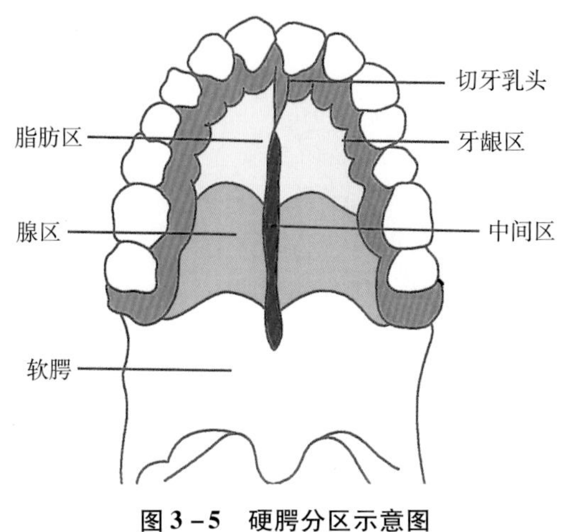

图3－5　硬腭分区示意图

二、被覆黏膜

口腔黏膜中除咀嚼黏膜和舌背黏膜以外均为被覆黏膜。其表面平滑，粉红色，无角化。固有层内的胶原纤维束不如咀嚼黏膜者粗大，乳头较短粗，有较疏松的黏膜下层，因此被覆黏膜富有弹性，有一定的活动度，可承受张力。

1. 唇

唇外侧为皮肤，内侧为唇黏膜，二者之间的移行部为唇红（图3－6）。

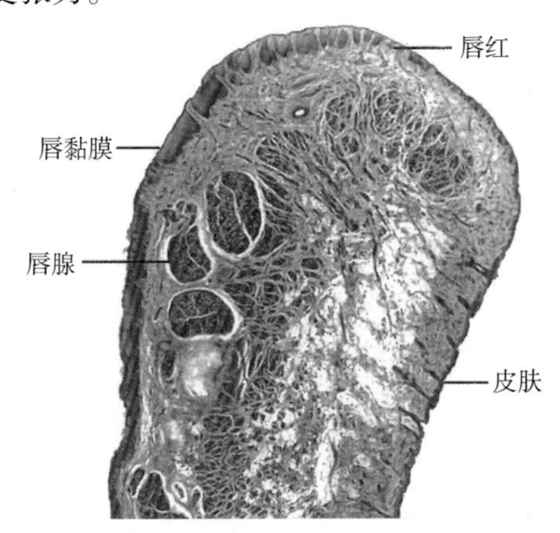

图3－6　唇

唇黏膜上皮为无角化复层鳞状上皮，中间层较厚，固有层为致密结缔组织，乳头短而不规则，黏膜下层较厚，内含小唾液腺和脂肪，与固有层无明显界限，深部附着于口轮匝肌。

唇红的上皮有角化，细胞中含较多的角母蛋白，透明度较高；固有层乳头狭长，几乎达上皮表面，其中毛细血管丰富（图3－7），血色可透过上皮使唇部呈朱红色。当贫血或缺氧时，唇红部苍白或发绀。唇红部黏膜下层无小唾液腺和皮脂腺，故易干裂。唇部皮肤表皮有角化，真皮和皮下组织有皮肤附属器。

2. 颊黏膜

颊黏膜与唇黏膜相似，上皮无角化，固有层较致密，黏膜下层较厚，脂肪较多，有较多小唾液腺，称颊腺，其前与唇腺、后与磨牙后腺相邻。颊黏膜借黏膜下层附着于颊肌上，有一定张力，在咀嚼时不出现皱褶。在口角后方的颊黏膜咬合区有时出现轻微角化，称颊白线。颊黏膜有时可出现成簇的粟粒状淡黄色小颗粒，为异位的皮脂腺，称福

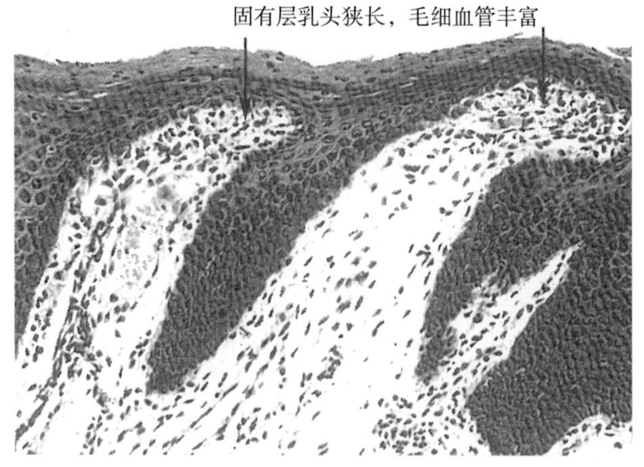

图 3－7　唇红的组织结构特点

代斯斑。

3. 口底和舌腹黏膜

口底黏膜较薄，松弛地附着于深层组织上。在舌下皱襞处有舌下腺及其开口。口底黏膜与下颌舌侧牙龈相连，两者有明显的界线，向后与舌腹黏膜相延续。

舌腹黏膜光滑而薄，上皮无角化，固有层乳头多而短，黏膜下层不明显，黏膜与舌肌周围的结缔组织直接相连。

4. 软腭黏膜

软腭黏膜与硬腭黏膜相延续，色较硬腭深。上皮无角化，固有层血管较多，乳头少而短，黏膜下层内含腭腺，为黏液腺（图 3－8）。

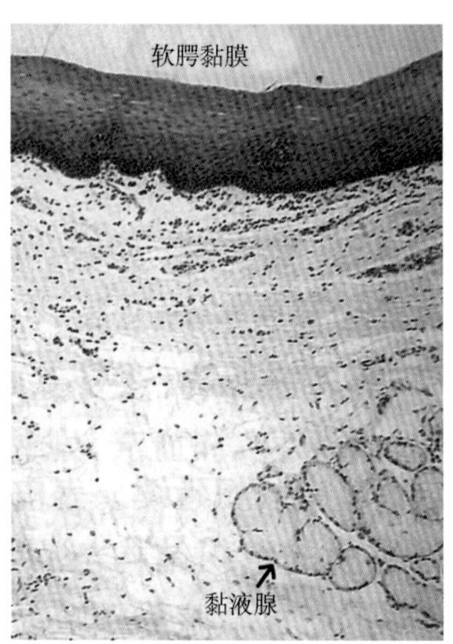

图 3－8　软腭黏膜

三、特殊黏膜

特殊黏膜即舌背黏膜，它与口腔任何部位的黏膜都不同。舌背黏膜表面具有许多不同类型的乳头，黏膜上皮内还有味觉感受器，即味蕾。舌背黏膜呈粉红色，上皮为复层鳞状上皮，无黏膜下层，有许多舌肌纤维深入到固有层，故舌背黏膜牢固地附着于舌肌而不易滑动。舌体部黏膜表面有许多小突起，称舌乳头。根据其形态、大小和分布位置可分为丝状乳头、菌状乳头、轮廓乳头和叶状乳头。

1. 丝状乳头

数目最多，遍布于舌背，舌尖部最多。丝状乳头体积较小，略呈锥体形，高 1～3mm，尖端多向后方倾斜（图 3－9）。乳头表面有透明的角化细胞，上皮浅层细胞常有角化和剥落现象。如角化上皮剥落延迟，同时与食物残渣、唾液、细菌等混杂附着于乳头表面，即形成舌苔；如舌苔剥脱，使舌背呈地图样时称地图舌。丝状乳头在青年时期最发达，至老年渐变平滑。

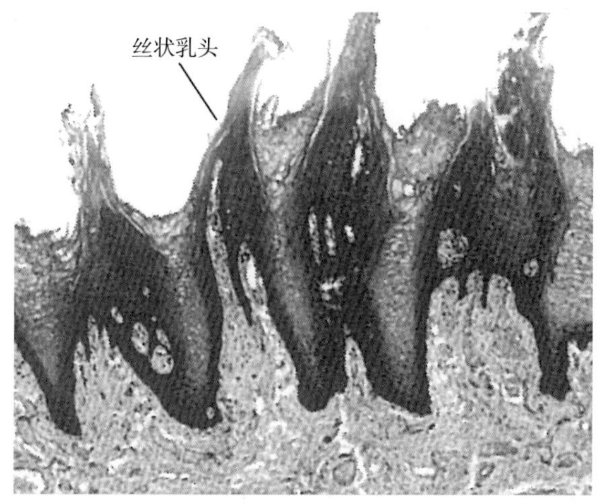

图 3－9　舌的丝状乳头

2. 菌状乳头

数目较少，分散于丝状乳头之间，位于舌尖和舌侧缘，色泽较红，呈圆形头大颈细的突起状，高 0.7～1.5mm，直径 0.4～1mm。上皮较薄，表层无角化，固有层血管丰富，呈红色（图 3－10）。有的菌状乳头的上皮内可见少数味蕾，有味觉感受作用。

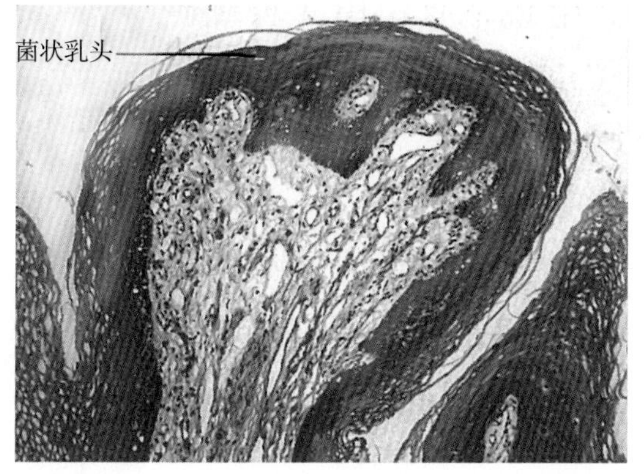

图 3－10　菌状乳头

3. 轮廓乳头

在舌乳头中体积最大，数目最少，8～12 个，沿界沟前方排成一列。该乳头呈矮柱状，高 1～1.5m，直径 1～3mm，每个乳头的四周均有深沟环绕，沟外的舌黏膜稍隆起，形成乳头的轮廓结构（图 3－11）。此乳头表面上皮有角化，侧壁即轮廓沟壁上皮无角化，其上皮内有许多染色浅的卵圆形小体，称味蕾。在轮廓沟底附近的舌肌纤维束间有较多纯浆液腺，即味腺。味腺导管开口于轮廓沟底，其分泌物的冲洗可清除食物残屑，溶解食物，有助于味觉感受器发挥味觉感受作用。

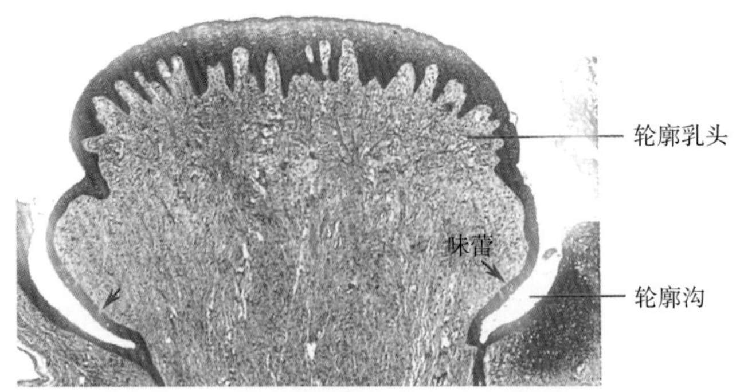

图3－11 轮廓乳头

4. 叶状乳头

位于舌侧缘后部，在人类此乳头为退化器官，为5～8条平行排列的皱襞。正常时不明显，炎症时常肿大且伴疼痛。

知识链接

“草莓舌”和“镜面舌”

舌背上的乳头受到全身或局部因素的影响常可发生炎症，患者常感舌痛。当多个菌状乳头增生、肿胀、充血时，舌表面似草莓状，称草莓舌。当菌状乳头、丝状乳头均萎缩，致使舌乳头消失呈光滑的片状、平如镜面时，称光滑舌或镜面舌。

5. 味蕾

味蕾是味觉感受器，为卵圆形小体，主要分布于轮廓乳头靠近轮廓沟的侧壁上皮，菌状乳头、软腭、会厌等上皮内亦可见到。味蕾是上皮分化成的特殊器官（图3－12），其基底部位于基底膜之上，表面由角质形成细胞覆盖，中央有圆孔即味孔通于口腔。光镜下构成味蕾的细胞有两种，即亮细胞和暗细胞。味蕾的功能是感受味觉，其中舌体的菌状乳头处味蕾主要感受甜、咸味；叶状乳头处味蕾主要感受酸味；轮廓乳头、软腭和会厌处味蕾主要感受苦味。老年人味蕾数量减少，味觉功能明显下降。

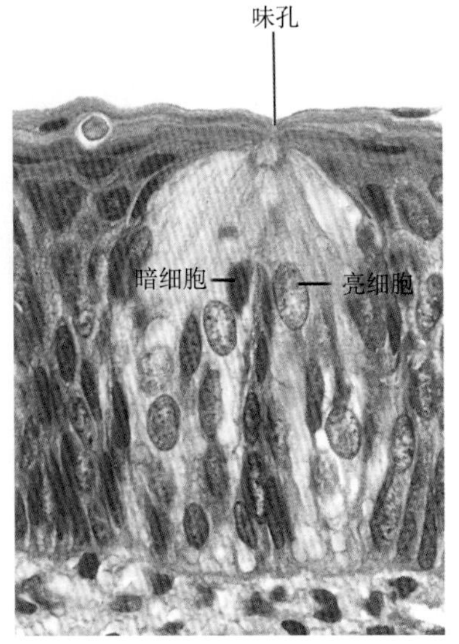

图3－12 味蕾的镜下结构

同步训练

一、填空题

1. 口腔黏膜上皮为________上皮，按部位和功能差异可分为__________和__________两种类型。
2. 味蕾主要由__________和__________细胞构成。

二、选择题

1. 关于黏膜固有层，下述正确的是__________。
   A. 固有层由致密结缔组织构成
   B. 它在口腔各部位厚度均一
   C. 固有层的基本细胞是梅克尔细胞
   D. 固有层内的主要胶原是Ⅱ型胶原
   E. 固有层伸入上皮的部分称为网状层
2. 某患者牙龈色黑，原因可能为__________。
   A. 上皮角化过度
   B. 上皮角化不全
   C. 上皮层朗格汉斯细胞缺失
   D. 上皮层梅克尔细胞缺失
   E. 黑色素细胞排出黑色素颗粒过多
3. 丝状乳头__________。
   A. 数目最多，舌尖部多见
   B. 上皮无角化
   C. 乳头萎缩则形成舌苔
   D. 上皮内有味蕾
   E. 体积较小，色红

第四章　唾　液　腺

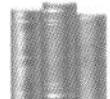

知识要点

1. 唾液腺的概念与功能。
2. 唾液腺的一般组织结构和各唾液腺的结构特点。

唾液腺属外分泌腺，其分泌物即唾液，经导管系统排入口腔。唾液腺的最主要功能是产生和分泌唾液，正常人每日唾液分泌量为1 000～1 500mL。唾液是无色无味近中性的低渗液体，pH在6.7～7.4之间，主要成分是水，约占唾液总量的99%，此外，还含有许多有机物和无机物。唾液中的有机物主要包括糖蛋白、黏蛋白、免疫球蛋白和各种酶等，无机物主要是钾、钠、氯、磷酸钙和重碳酸盐等，对帮助消化、湿润和保护黏膜、抗菌抑菌、防御疾病等起重要作用。

知识链接

唾液与猖獗龋

猖獗龋是指多数牙齿、多个牙面在短期内同时患龋，因常见于头颈部肿瘤接受放疗的患者，法国学者形象地称之为放射性龋，患者因唾液腺受损使唾液分泌明显减少。有些干燥综合征及严重全身性疾病患者，由于唾液分泌量明显减少或口腔卫生极度不良也可发生猖獗龋。放射性龋治疗难度大，虽不像肿瘤那样危及生命，但进展速度快，累及范围广，如不及时积极治疗，牙冠迅速破坏，不仅严重影响咀嚼消化功能，也会给患者造成沉重的心理负担，影响社交，降低生活质量。临床实践证明，只要采取积极的防治措施，精心治疗，并为患者镶上义齿，积极治疗全身性疾病，注意口腔卫生，就一定能还患者一口健康的牙齿。

第一节　唾液腺的一般组织结构

唾液腺由实质和间质两部分组成。实质为腺泡和导管；间质为纤维结缔组织形成的被膜与小叶间隔，其中含血管、淋巴管和神经。

一、腺泡

腺泡是腺体的分泌部，位于导管的末端，呈球状或管状，由单层锥体形腺细胞组成。腺泡中央为腺泡腔，外周有一薄层基膜包绕，腺细胞顶端对着腺泡腔。腺细胞与基底膜之间有扁平多突的肌上皮细胞，具有收缩能力，以促进腺泡分泌物的排出。根据腺泡形态、结构和分泌物性质不同，可将腺泡分为浆液性腺泡、黏液性腺泡和混合性腺泡三种类型（图4－1）。

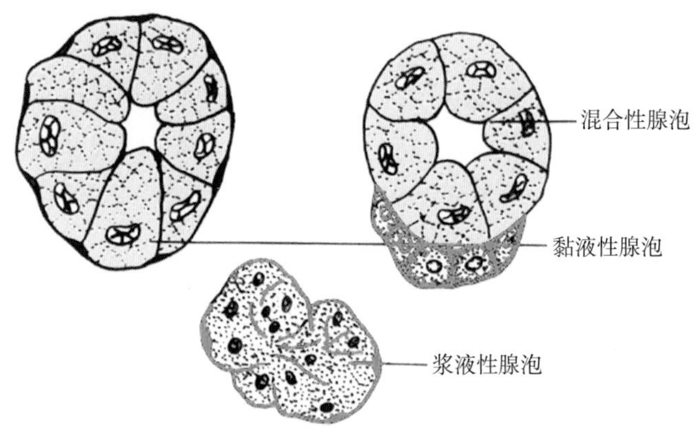

图4－1　腺泡类型示意图

1. 浆液性腺泡

呈球状，由浆液细胞组成。光镜下细胞呈锥体形，胞核为圆形，位于基底部1/3处（图4－2）。胞质嗜碱性，内含PAS染色阳性的分泌颗粒，称酶原颗粒。细胞分泌期，颗粒向细胞顶端移动，以胞吐的方式将颗粒内容物排入腺泡腔，分泌颗粒减少，同时细胞体积变小，胞核增大，核仁明显；分泌休止期，分泌颗粒又逐渐增多。浆液性腺泡分泌物稀薄呈水样，含大量唾液淀粉酶和少量黏液。

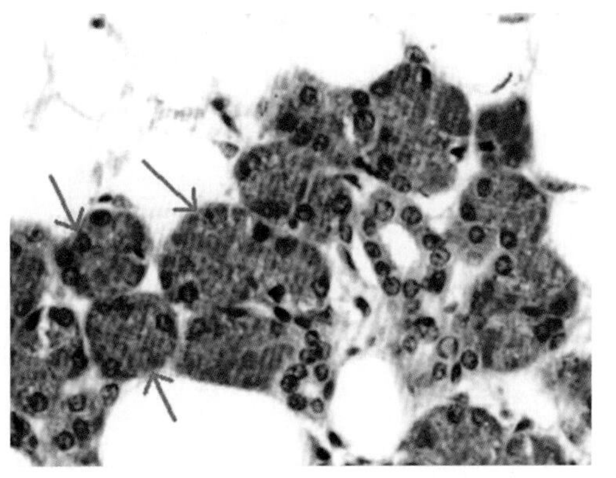

图4－2　浆液性腺泡组织图

2. 黏液性腺泡

呈管状，由黏液细胞组成。光镜下细胞呈锥体形，分泌物多时胞核扁平，位于基底部，染色深；分泌物少时胞核较大，染色浅。胞浆弱嗜碱性，内含丰富的黏原颗粒。在制片过程中黏原颗粒常被破坏，使胞质透明呈网状结构（图 4－3）。黏液性腺泡分泌物中主要成分是黏蛋白，酶成分较少，故较黏稠。

3. 混合性腺泡

由黏液细胞和浆液细胞组成。黏液细胞构成腺泡的大部分，紧接润管，分泌物直接排入腺泡腔；浆液细胞呈新月状，位于黏液性腺泡盲端的表面，称半月板，分泌物由黏液细胞间小管排入腺泡腔（图 4－4）。

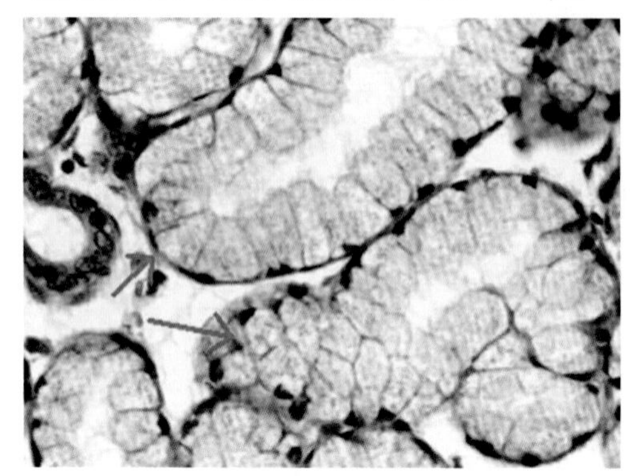

图 4－3　黏液性腺泡组织图

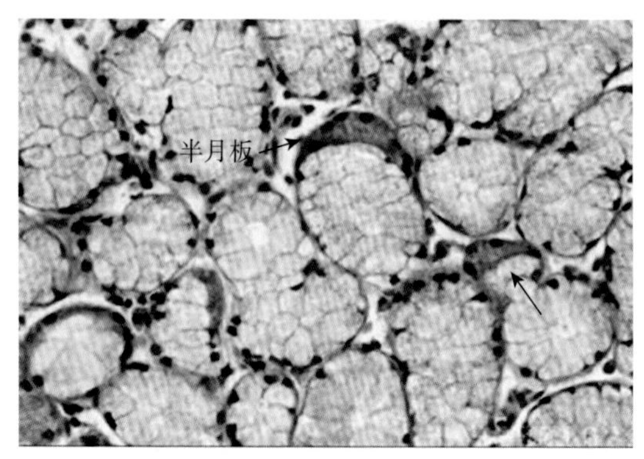

图 4－4　混合性腺泡组织图

二、导管

唾液腺导管是腺体分泌物排泄的通道，呈复杂的分枝状结构，由腺泡端开始依次分为闰管、分泌管和排泄管三段（图 4－5）。管径由细增粗，导管上皮细胞由立方变为柱状，由单层逐渐变为复层，最后汇集成总排泄管开口于口腔。

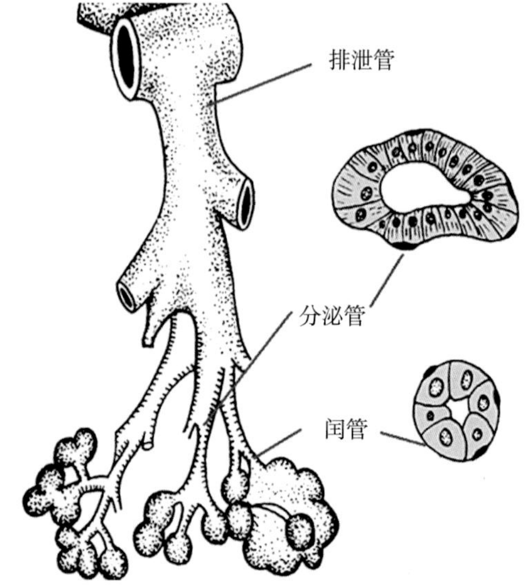

图 4－5　唾液腺导管示意图

1. 闰管

闰管是直接与腺泡相连的终末导管，管径最细。闰管长短不一，黏液性腺泡多的腺体闰管较短，反之则闰管较长。在纯黏液腺中无闰管，腺泡直接与排泄管的远端小管相连。光镜下，闰管细胞呈矮立方形，胞浆较少，染色淡，核圆形，位于细胞中央。在闰管细胞与基底膜之间有肌上皮细胞。闰管细胞可能具有干细胞作用，可根据需要分化为腺泡细胞、肌上皮细胞或分泌管细胞。

2. 分泌管

分泌管与闰管相延续，管径较闰管粗。光镜下，管壁为单层柱状上皮细胞，胞核圆形，位于细胞中央或近基底部。胞浆丰富，呈强嗜伊红染色。分泌管的明显特征是细胞基底部有垂直于基底面的纵纹，故又称纹管。纹管细胞具有主动吸收钠、排出钾并转运水的功能，从而调节唾液的量和渗透压。

3. 排泄管

排泄管与分泌管相延续，起始于腺小叶内，穿出小叶后行于小叶间结缔组织中，称小叶间导管，最后各小叶间导管汇合成管径更大的总排泄管，开口于口腔黏膜的相应部位。排泄管较分泌管粗，管壁细胞由单层柱状渐变为假复层或复层柱状上皮，导管开口处渐变为复层鳞状上皮，并与口腔黏膜上皮相延续。上皮内含有许多小的基底样细胞，是一种储备细胞，可能发挥干细胞作用。

三、间质

唾液腺间质主要为纤维结缔组织，包绕在腺体表面形成被膜，并伸入到腺体内将腺体分隔成许多腺叶和腺小叶。血管、淋巴管和神经伴随结缔组织出入腺体。

间质中还含有淋巴细胞、浆细胞等免疫细胞。

第二节 各唾液腺的结构特点

人有三对大唾液腺，包括腮腺、下颌下腺和舌下腺。此外，还有许多小唾液腺分布于口腔黏膜下层，按其所在部位分别为唇腺、颊腺、磨牙后腺、腭腺、舌腭腺等。

一、腮腺

腮腺是唾液腺中最大的一对腺体，分为深、浅两叶。深叶位于下颌后凹，浅叶位于外耳前方。腮腺导管横过咬肌表面，在其前缘约呈直角弯向内，开口于上颌第二磨牙相对应的颊黏膜上，开口处黏膜略隆起，称腮腺乳头。

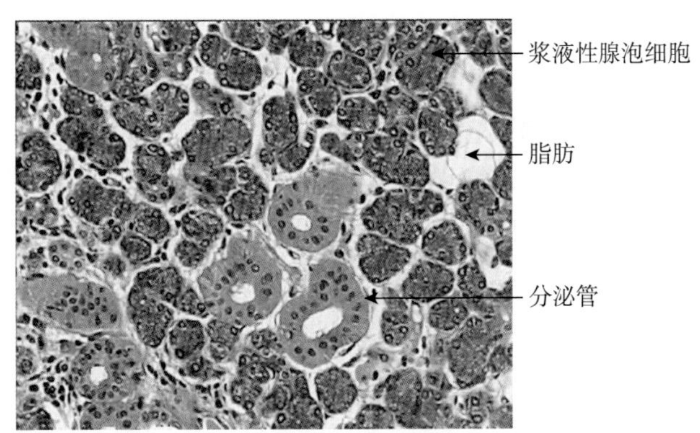

图4－6 腮腺

腮腺属纯浆液腺，全部由浆液性腺泡组成（图4－6），仅在新生儿的腮腺中可见少量黏液细胞。闰管长且有分支；分泌管多而短，染色较腺泡浅。

腮腺间质内常见大量脂肪细胞，这是腮腺的特征之一。间质中还常有淋巴组织，这是形成腮腺肿瘤和良性淋巴上皮病变的组织学基础。

二、下颌下腺

下颌下腺大部分位于下颌骨内侧的颌下三角内，少部分位于下颌舌骨肌游离缘的后上方。下颌下腺导管向前行走，开口于舌系带两侧的舌下肉阜，开口处黏膜呈乳头状。

下颌下腺为混合腺，以浆液性腺泡为主，还有少量黏液性腺泡和混合性腺泡。在混合性腺泡外围所覆盖的新月形浆细胞较小而少。闰管较腮腺短，不易辨认，分泌管则较腮腺长（图 4－7）。下颌下腺分泌物较腮腺者黏稠，除唾液淀粉酶外，还含有较多黏蛋白。下颌下腺导管周围间质中常有弥散的淋巴组织，也可有少量的皮脂腺，但较腮腺少。

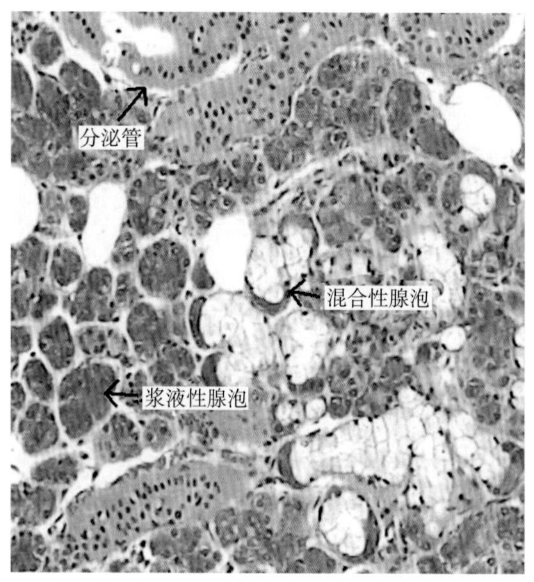

图 4－7　下颌下腺

三、舌下腺

舌下腺是三对大唾液腺中最小的一对，呈杏仁状，位于口底黏膜和下颌舌骨肌之间，由一对较大和若干个较小的腺体组成。这些腺体导管汇合后开口于下颌下腺导管或直接开口于舌下肉阜，有的小舌下腺管开口于舌下皱襞。

舌下腺也是混合腺，但以黏液性腺泡为主，有少量混合性腺泡。闰管和分泌管发育不良，腺泡直接与小的排泄管相连（图 4－8）。舌下腺分泌物较黏稠，含大量黏蛋白和少量唾液淀粉酶。

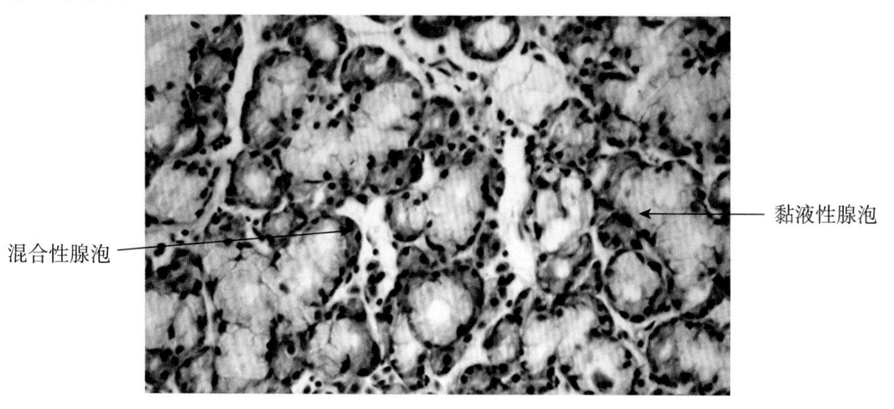

图 4－8　舌下腺

四、小唾液腺

小唾液腺分布于黏膜固有层和黏膜下层。唇腺、颊腺和磨牙后腺均属以黏液性腺泡为主的混合性腺体。舌腭腺、腭腺属纯黏液腺，舌腭腺位于舌腭皱襞的咽部；腭腺位于硬腭的腺区、软腭和悬雍垂。

舌腺分为舌前腺、舌后腺、味腺三组。舌前腺是以黏液腺泡为主的混合性腺，位于舌系带两侧近舌尖处黏膜下；舌后腺是纯黏液腺，位于舌根部和舌侧缘区黏膜下；味腺是纯浆液腺，位于轮廓乳头环沟下方的舌肌纤维之间。

唇、颊、磨牙后区、腭、舌等处是小唾液腺的主要分布区，这些部位也是黏液囊肿和唾液腺肿瘤的好发部位。

知识链接

小黏液囊肿——不良习惯“惹的祸”

黏液囊肿是由唾液腺导管阻塞或外伤引起的分泌物潴留形成的囊肿，是最常见的小唾液腺瘤样病变。外渗性黏液囊肿较多见，咬下唇、舌体运动与下前牙摩擦等均可使导管破裂、黏液外溢渗入组织间隙。导管阻塞引起的潴留性黏液囊肿远不如前者常见。囊肿可自行消退或溃破，流出蛋清样黏稠液体，但复发率高，愈合后不久又被黏液充满。反复发作后不再有囊肿的特点，而表现为较厚的瘢痕。因此，纠正不良习惯、及早进行规范以及有效的治疗，对预防黏液囊肿的发生和减少复发至关重要。

同步训练

一、填空题

1. 唾液腺实质包括由__________和__________两部分组成。
2. 导管由细到粗分为__________、__________和__________。

二、选择题

1. 混合性腺，以浆液性腺泡为主的大唾液腺是__________。
   A. 腮腺　B. 下颌下腺　C. 舌下腺
   D. 唇腺　E. 腭腺
2. 属纯黏液腺的小唾液腺是__________。
   A. 唇腺　B. 颊腺　C. 腭腺
   D. 磨牙后腺　E. 味腺
3. 半月板的组成是__________。
   A. 浆液细胞　B. 黏液细胞　C. 腺细胞
   D. 导管细胞　E. 分泌管细胞
4. 以黏液性腺泡为主的混合性腺是__________。
   A. 唇腺　B. 舌腭腺　C. 腭腺
   D. 舌后腺　E. 味腺
5. 闰管最长的腺体是__________。
   A. 唇腺　B. 颊腺　C. 腮腺
   D. 下颌下腺　E. 舌下腺

6. 位于腺细胞与基底膜之间有收缩功能的细胞是__________。

A. 浆液细胞　　B. 黏液细胞　　C. 基底细胞

D. 肌上皮细胞　　E. 闰管细胞

7. 关于分泌管的叙述，错误的是__________。

A. 管壁为单层柱状细胞

B. 细胞基底部有垂直于基底面的纵纹

C. 可吸钠排钾

D. 胞浆强嗜伊红染色

E. 上皮中含许多储备细胞

8. 不属混合性腺体范畴的是__________。

A. 舌下腺　　B. 唇腺　　C. 颊腺

D. 舌腭腺　　E. 下颌下腺

9. 在唾液腺中分泌管最长的是__________。

A. 腮腺　　B. 下颌下腺　　C. 舌下腺

D. 唇腺　　E. 颊腺

10. 关于闰管正确的描述是__________。

A. 由单层柱状细胞组成

B. 纯黏液腺闰管较长

C. 基底部有纵纹

D. 可分化为腺泡细胞或肌上皮细胞

E. 不具有干细胞作用

11. 位于舌腭皱襞咽部的小唾液腺是__________。

A. 腭腺　　B. 舌腭腺　　C. 磨牙后腺

D. 舌腺　　E. 颊腺

12. 关于腺泡错误的描述是__________。

A. 位于导管末端

B. 由单层锥体形腺细胞组成

C. 腺泡是腺体的分泌部

D. 腺泡外周有一薄层基底膜包绕

E. 腺泡可分为浆液性腺泡和黏液性腺泡两种

13. 细胞能主动吸收钠，排出钾，转运水，改变唾液渗透压者为__________。

A. 闰管　　B. 纹管　　C. 排泄管

D. 浆液性腺泡　　E. 性腺泡

14. 唾液腺的排泄管__________。

A. 与闰管相延续

B. 又称纹管

C. 穿行于小叶间结缔组织中

D. 管壁由单层柱状上皮组成

E. 为最细小的终末分支

15. ＿＿＿＿＿又称为纹管。

A. 闰管　　B. 分泌管　　C. 排泄管

D. 肌上皮细胞　　E. 以上都不是

16. 关于腮腺正确的描述是＿＿＿＿＿。

A. 由浆液性腺泡组成　　B. 由黏液性腺泡组成　　C. 由混合性腺泡组成

D. 闰管短，分支少　　E. 间质中极少有脂肪细胞

第五章　口腔颌面部的发育

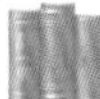

知识要点

面部、腭、颌骨的发育过程与发育异常。

口腔颌面部发育是胚胎发育的一部分。人体胚胎的发育可分为三个阶段：①增殖期：受孕至受孕后两周，包括受精、植入和三胚层胚盘的形成。②胚胎期：受孕后三至八周，此期分化出不同类型的组织，并构成器官、系统，胚胎初具人形。口腔颌面部发育基本在此期完成。③胎儿期：受孕后第九周至出生。腭的发育在此期的初期阶段完成。

第一节　面部的发育

一、面部发育过程

胚胎第三周，由于前脑的形成，胚胎头部膨大，向前、向下形成一个宽大的隆起，称额鼻突。同时，在其下方两侧由间充质局部增生形成六对柱状弓形隆起，左右对称，背腹走行，称为鳃弓。相邻的鳃弓之间有浅沟，在咽侧称为咽囊，在体表侧称为鳃裂。六对鳃弓中，第一对最大，又称为下颌弓，与额鼻突一起共同参与面部的发育；第二对称为舌弓；第三对称为舌咽弓；其余几对较小，没有特别的名称（图 5－1）。第一、二、三、四对鳃弓将参与口底和舌的发育。

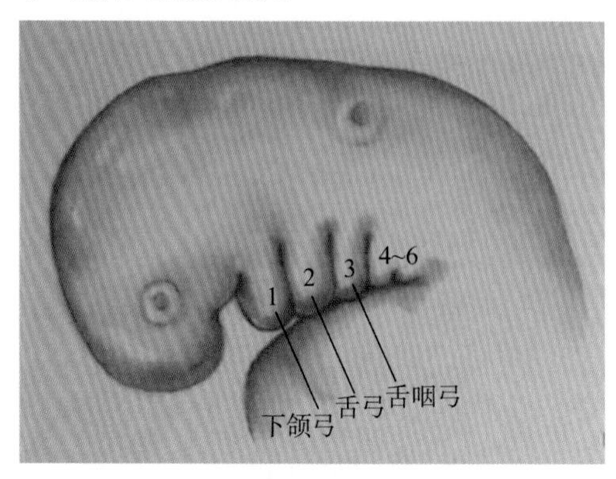

图 5－1　胚胎第三周（头面部发育）

面部发育的早期可以分为两个步骤完成，一是面部各突起的生长分化；二是面部各突起的相互联合和融合。

（一）面部各突起的生长分化

胚胎第三周末，额鼻突的下方已出现第一对鳃弓，即下颌突。下颌突的发育特别迅速，由两侧向前、向中线生长，并在中缝处联合。胚胎第四周时，下颌突两侧的后上缘长出两个圆形隆起，即发育成上颌突。此时额鼻突和上、下颌突共同围成一个凹陷，称为口凹或原口。口凹的深部与前肠相接，二者之间以薄层的口咽膜相隔，形成原始的口腔。

同时额鼻突末端两侧的外胚层上皮出现椭圆形局部增厚区，称嗅板或鼻板。鼻板中央凹陷，称鼻凹或嗅窝。嗅窝将额鼻突分成三个突起：位于两嗅窝之间的一个中鼻突；位于嗅窝外侧的两个侧鼻突。胚胎第五周，中鼻突生长迅速，其末端出现两个球形突起称为球状突。此时，面部发育所需的突起已齐备，面部即由上述各突起发育而来（图 5－2）。

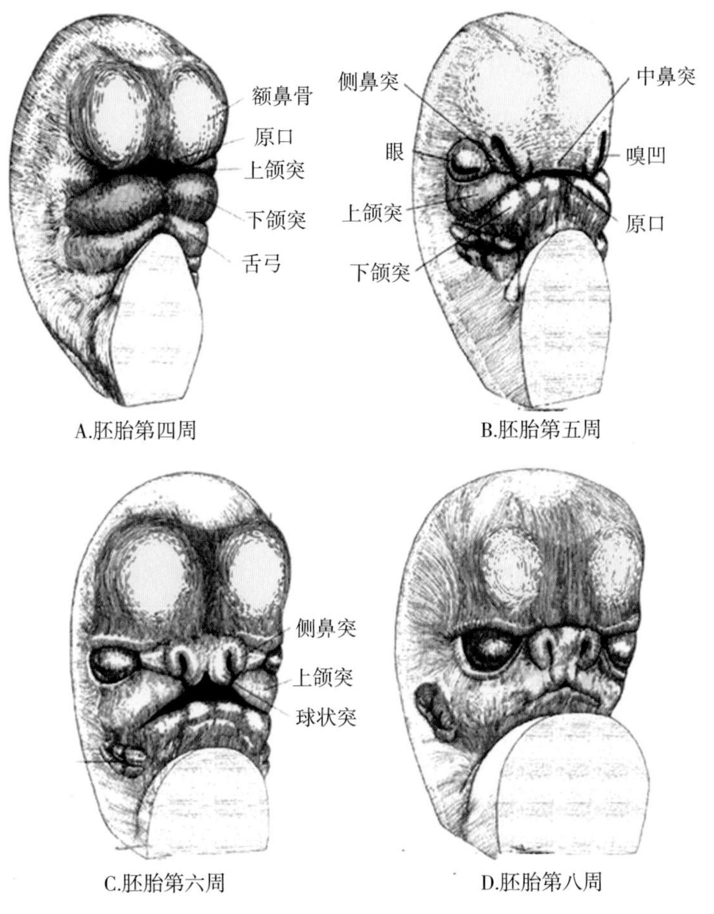

图 5－2　面部的发育

（二）面部各突起的联合和融合

在胚胎第六周，面部的突起一面继续生长，一面与相邻或对侧的突起联合。两个球状突在中线处联合，形成人中；球状突与同侧的上颌突融合形成上唇，其中球状突形成上唇的近中 1/3 部分，上颌突形成远中 2/3 部分；侧鼻突与上颌突形成鼻梁的侧面、鼻翼和部分面颊；上颌突与下颌突由后向前联合，形成面颊部，其联合的终点即口角；下颌突在中线联合形成下唇、下颌骨、下颌牙齿和下颌软组织。

胚胎第七至八周，面部各突起已联合完毕，颜面各部分初具人的面形。但此时，鼻宽而扁，鼻孔朝前且分离较远，眼间距较宽。随着胎儿期颜面部的进一步生长发育，主要是面部正中部分向前生长，使面部垂直高度增加。鼻梁抬高，鼻孔向下并相互接近，鼻部变得狭窄。由于眼后区的头部生长变宽，使两眼由外侧移向前方，近似正常面容。但新生儿下颌部分占面部的比例很小，以后逐渐增大，到成人时，下颌部分约占面部长度的 1/3，面部增长。

总之，面部的发育来自额鼻突和第一鳃弓衍化出的面突，即额鼻突上分化出的一个中鼻突（包括球状突）、两个侧鼻突和两个下颌突及其衍化出来的两个上颌突，共同发育而形成。各突起及衍生物如表 5－1。

表 5－1　面突及其衍生组织

起源	突起	软组织形成物	硬组织形成物
额鼻突	中鼻突（球状突）	鼻梁、鼻尖、鼻中隔各软组织、上颌切牙牙龈、腭乳头、上唇中部	筛骨、犁骨、前颌骨、上颌切牙、鼻骨
	侧鼻突	鼻侧面、鼻翼、部分面颊	上颌骨额突、泪骨
第一鳃弓	上颌突	上唇、上颌后牙牙龈、部分面颊	上颌骨、颧骨、腭骨、上颌磨牙、尖牙
	下颌突	下唇、下颌牙龈、面颊下部	下颌骨、下颌牙

二、面部发育异常

在胚胎第六至七周，各种致畸因子可影响面部的外胚间充质细胞，使面突的生长分化停止或减慢，可导致面突不能联合或部分联合而形成面部畸形。面部的发育畸形最常见的是唇裂，也可形成面裂（图 5－3）。

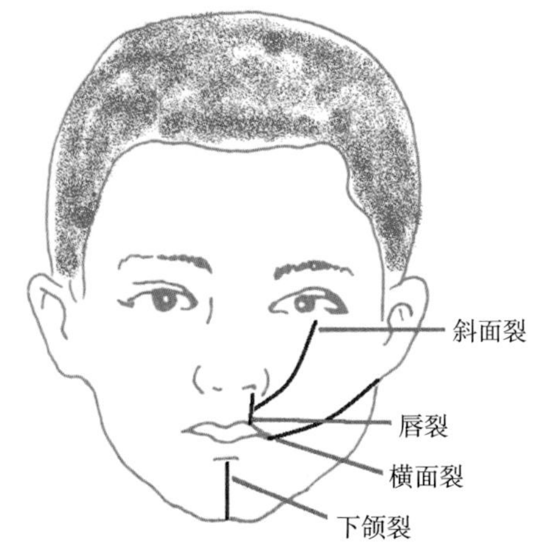

图 5－3　面裂发生的部位

（一）唇裂

唇裂多见于上唇，表现为一侧或双侧唇裂。形成原因是一侧或双侧的球状突与同侧的上颌突未联合或部分联合所致。临床上可分为完全性唇裂和不完全性唇裂两种。前者从唇红到鼻孔底部完全裂开，此种常伴有腭裂和颌裂；后者中最轻微的只在唇红缘有一小切迹。上唇正中裂、下唇唇裂罕见。

（二）面裂

面裂较唇裂少见。上颌突与下颌突未联合或部分联合可发生横面裂，裂隙可自口角至耳屏前，较轻微者可为大口畸形；如联合过多则形成小口畸形。上颌突与侧鼻突未联合将形成斜面裂，裂隙自上唇沿着鼻翼基部经面颊至眼睑下缘。还有一种极罕见的情况，因侧鼻突与中鼻突之间发育不全，在鼻部形成纵行的侧鼻裂 。

第二节　腭的发育

一、腭的发育过程

胚胎早期口腔和鼻腔是彼此相通的，约在胚胎第三个月腭突发育完成，可使口腔与鼻腔完全分开，并各司其职。腭的发育也是由腭部各突起形成，继而相互融合、联合而成。其来源是由前腭突（原发腭）和侧腭突（继发腭）发育形成。

1. 腭部各突起形成

前腭突来自球状突，是球状突在与对侧球状突和上颌突联合过程中不断向口腔侧增生所形成（图 5－4），它的发生早于侧腭突，因而称为原发腭。侧腭突来自两侧上颌突，在胚胎第七周，左右两个上颌突的口腔侧中部向原始口腔内各长出一个突起，称为侧腭突或继发腭。最初两个侧腭突向中线方向生长，但由于此时舌的发育很快，形态窄而高，几乎完全充满了原始口鼻腔，并且与上方的鼻中隔接触，所以侧腭突很快即向下垂直方向生长，位于舌的两侧。至胚胎第八周，随着下颌骨变长并增宽，舌的形态逐渐变扁平，位置下降，侧腭突生长方向由垂直变为水平并向中线生长。

2. 腭部各突起联合、融合

胚胎第九周，左右前腭突在中线处联合，形成前颌骨、上颌切牙及其牙周组织；双侧侧腭突在中线处由前向后逐渐融合，并由外向内与前腭突联合。两侧前腭突和侧腭突联合的中心留下一间隙，称切牙管或鼻腭管，为鼻腭神经的通道。切牙管处的口腔侧开口为切牙孔，其表面覆盖有较厚的黏膜，称为切牙乳头。侧腭突的融合形成硬腭的大部、软腭和腭垂。左右侧腭突在中线处相互融合的同时，也与向下生长的鼻中隔融合。

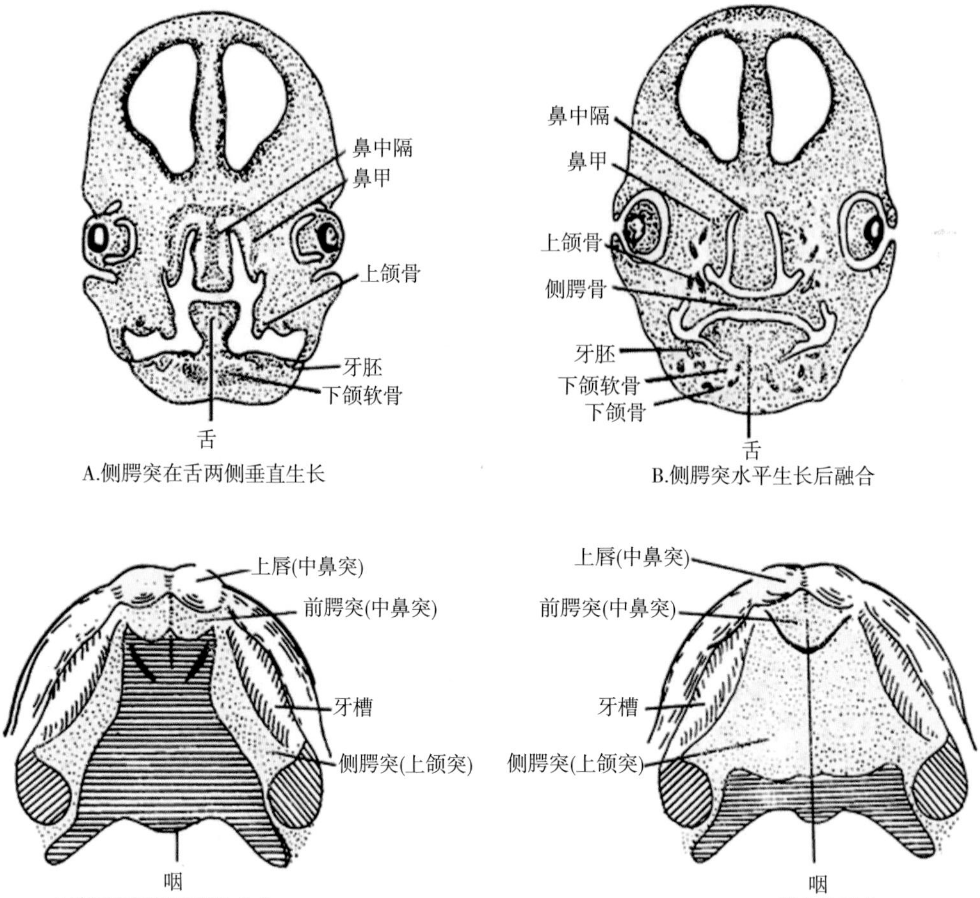

鼻中隔
鼻甲
上颌骨
牙胚
下颌软骨
舌

A.侧腭突在舌两侧垂直生长

鼻中隔
鼻甲
上颌骨
侧腭骨
牙胚
下颌软骨
下颌骨
舌

B.侧腭突水平生长后融合

上唇(中鼻突)
前腭突(中鼻突)
牙槽
侧腭突(上颌突)
咽

C.前腭突和侧腭突的分化

上唇(中鼻突)
前腭突(中鼻突)
牙槽
侧腭突(上颌突)
咽

D.腭突的融合

图 5－4　腭的发育和融合示意图

二、腭发育异常

（一）腭裂

腭裂是口腔较常见的发育畸形（图 5－5），临床可表现为完全性腭裂、不完全性腭裂、单侧腭裂和双侧腭裂。两侧侧腭突之间未融合，形成完全性腭裂；两侧侧腭突的后部未能融合，形成不完全性腭裂，如腭垂裂或软腭裂；如一侧侧腭突只与鼻中隔相融合，而未与对侧融合，则形成单侧腭裂；两侧侧腭突均未与鼻中隔融合则为双侧腭裂。腭裂常伴有颌裂，约 80% 的腭裂患者伴有单侧唇裂或双侧唇裂。

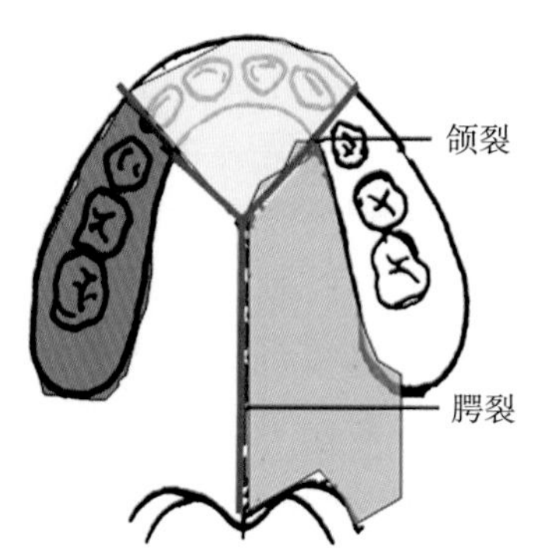

图 5－5　腭裂、颌裂的发生部位

（二）颌裂

颌裂可分为上颌裂和下颌裂，以上颌裂较常见，是前腭突与上颌突未能联合或部分联合所致（图 5 –5）。下颌裂为双侧下颌突未联合或部分联合的结果。

知识链接

舌的发育及异常

胚胎第四周，在下颌突的内表面长出三个膨隆的突起，其中两侧两个对称的突起体积较大，称侧舌隆突；在侧舌隆突稍下方中线处的小突起称奇结节。约在胚胎第六周，侧舌隆突生长迅速，很快越过并覆盖奇结节，在中线联合，形成舌的前 2/3，即舌体。舌根的发育与舌体发育同时，在奇结节后方，间充质增生形成一个突起，此突起由第二鳃弓的联合突和第三、四鳃弓形成的腮下隆起构成。随着舌的发育，腮下隆起掩盖了联合突，形成舌的后 1/3，即舌根，舌体与舌根联合处形成人字界沟。

甲状腺的发育与舌的发育关系密切。甲状腺始基形成的甲状舌管下降至甲状软骨下方并发育成甲状腺，以后甲状舌管逐渐退化，仅在舌背起源处留下一浅凹，即舌盲孔。如在下降过程中任何部位发生停滞，则形成异位甲状腺。如甲状舌管未退化，其残留部分可形成甲状舌管囊肿。

在舌盲孔前方，有时可见小块菱形或椭圆形红色区域，此区舌乳头萎缩，称正中菱形舌。以往认为是奇结节未消失形成的残留，对健康无害。近年来的研究证实与局限性真菌感染，特别是白色念珠菌感染有关。

如侧舌隆突未联合或联合不全，则可形成分叉舌或舌裂，比较罕见。

第三节　颌骨的发育

颌骨的发育在胚胎第六周开始，下颌骨略早于上颌骨。

一、下颌骨的发育

下颌骨的发育起自第一鳃弓软骨，即下颌软骨。此软骨为实性柱状的透明软骨，外裹纤维被膜，从耳区向前延伸到中线，但左右软骨在中线处并未相接，有间充质相隔，下颌神经出颅后，游离的 1/3 与下颌软骨并行。在下颌软骨后、中 1/3 交界处上方分为舌神经和下牙槽神经（图 5 –6）。舌神经沿下颌软骨的舌侧走行，下牙槽神经在软骨的颊侧上缘走行，最后分支为颏神经和切牙神经。切牙神经继续平行下颌软骨前行。下颌软骨作为鳃弓软骨，起支持作用，并不直接形成下颌骨。

下颌骨的发育以膜内成骨方式进行。胚胎第六周，在下齿槽神经和切牙神经的外侧，间充质细胞及基质形成一个致密的结缔组织膜，即下颌骨的始基。胚胎第七周，在切牙神经和颏神经所形成的夹角下方，即将来的颏孔区，下颌骨始基首先分化出成骨细胞，形成骨基质并骨化，此为下颌骨体的骨化中心。骨化从此中心在切牙神经下方向前扩展，在下牙槽神经下方向后扩展，同时，也在这些神经的两侧向上扩展，形成下颌骨的内、外侧骨板。神经和下颌软骨逐渐被形成的下颌骨包绕在下颌骨体中。下颌升支部的形成是首先在下颌孔的后上方出现胚胎性结缔组织，然后骨化，并逐渐与下颌骨体部骨化相连，直至下颌升支、髁突和喙突形成。

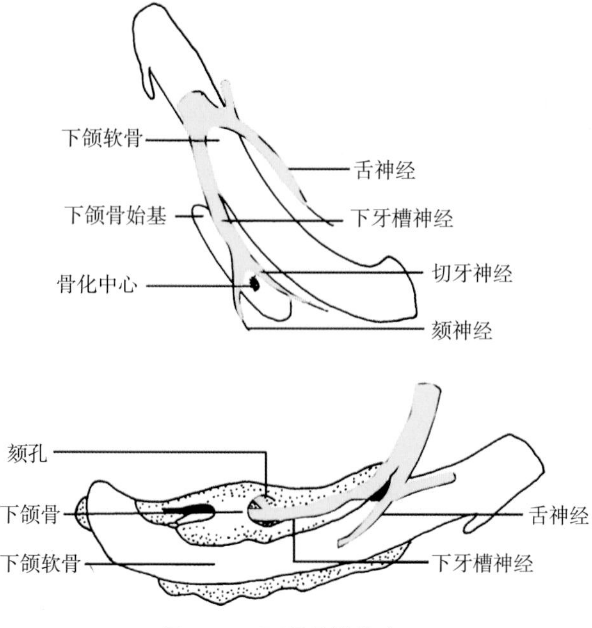

图 5-6 下颌骨的发育

下颌骨形成后，继续向多个方向生长：

1. 下颌骨体部垂直方向的生长

下颌骨发育时，牙也在同时发育。随着牙胚的发育，牙槽骨也在发育，使下颌骨体的垂直高度增加。

2. 下颌骨前后方向的生长

在胚胎第 14 周时，下颌骨近中缝处的纤维组织变成纤维软骨并不断增生、骨化，使下颌骨向前生长并增宽。出生后一年，中缝纤维软骨发生软骨内骨化，变成永久性联合。此后，下颌骨前后方向的生长主要依靠下颌升支后缘的骨形成和前缘的骨吸收，使下颌升支后移，下颌骨体延长。由于后缘的骨形成快于前缘的骨吸收，所以升支的宽度增加。

3. 下颌骨内外方向的生长

在下颌骨的生长期，骨板外面新骨沉积与骨板内面相应的骨吸收同时进行，使下颌骨体积增大，也使骨板保持一定的厚度。

4. 下颌髁突与喙突的生长

胎儿三个月时，已形成的骨性髁突表面出现继发性软骨。软骨表面为纤维结缔组织。该组织不断增生，使软骨增厚，同时靠近骨组织侧的软骨逐渐发生骨化。上述过程持续到胎儿五个月。以后在髁突关节面增殖层下，只有薄层软骨区保留。这个软骨区一直到 20～25 岁，完全为骨组织取代。由于髁突软骨的不断增生和骨化，使下颌升支逐渐变长。大约在胚胎三个月时，喙突顶部和前缘也出现继发性软骨。由于软骨的增生、骨化，使喙突逐渐变长、增宽。

二、上颌骨的发育

上颌骨发育自第一鳃弓。上颌突、侧鼻突和中鼻突也参与上颌骨的形成。上颌骨的发育没有软骨参加，骨化中心就在上颌突内。胚胎第八周，上颌骨骨化中心形成，并从骨化中心向以下几个方向生长：

1. 向上形成上颌骨额突，并支持眶部。
2. 向后形成颧突。

3. 向内形成腭突。

4. 向下形成牙槽突。

5. 向前形成上颌的表面组织。

上颌窦在第四个月时开始发育，出生时仍是一个始基结构，直径5～10mm。其真正的发育是在恒牙萌出时，12～14岁时上颌窦发育基本完成，以后由于上颌窦向牙槽突方向生长，使上颌窦与牙根十分靠近。

同步训练

一、名词解释

1. 唇裂
2. 腭裂
3. 口凹

二、选择题

1. 人中是由__________突起发育形成的。
   A. 额鼻突　B. 上颌突和侧鼻突　C. 两侧球状突
   D. 下颌突　E. 中鼻突

2. 斜面裂形成的原因是__________。
   A. 中鼻突与侧鼻突未联合或联合不全
   B. 侧鼻突与上颌突未联合或联合不全
   C. 中鼻突与上颌突未联合或联合不全
   D. 上颌突与下颌突未联合或联合不全
   E. 上颌突与球状突未联合或联合不全

3. 单侧唇裂形成的原因是__________。
   A. 一侧中鼻突与同侧鼻突未联合或联合不全
   B. 一侧鼻突与同侧上颌突未联合或联合不全
   C. 一侧中鼻突与同侧上颌突未联合或联合不全
   D. 一侧上颌突与同侧下颌突未联合或联合不全
   E. 一侧上颌突与同侧球状突未联合或联合不全

4. 上下颌突联合过多可形成__________。
   A. 横面裂　B. 斜面裂　C. 大口畸形
   D. 小口畸形　E. 颌裂

5. 面部各突起联合完毕，颜面初具人形，是在胚胎的________。
   A. 第六周　B. 第七周　C. 第八周
   D. 第九周　E. 第十周

第六章　牙的发育

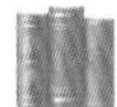

知识要点

1. 牙胚的形成和分化。
2. 牙体和牙周组织的形成过程。
3. 牙萌出的一般规律。

牙的发育是一长期、复杂的生物学过程，这一连续过程，包括牙胚的发生、组织形成和萌出，不仅发生在胚胎生长期，而且可持续到出生之后。乳牙从胚胎第二个月开始发生，到三岁多牙根发育完成，恒牙胚的发育晚于乳牙胚，如恒中切牙的发育需十年左右的时间才能完成。

第一节　牙胚的发生和分化

一、牙板的发生

胚胎第五周，原始口腔的上皮由两层细胞组成，外层是扁平上皮细胞，内层为矮柱状的基底细胞。在未来的牙槽突区，深层的外胚间叶组织诱导上皮增生形成马蹄形上皮带，称为原发性上皮带。在胚胎第七周，此上皮带继续向深层生长，并分裂为两个：即颊（唇）方向的前庭板和舌（腭）侧的牙板。前庭板继续向深层生长，其表面上皮变性，形成口腔前庭沟（图 6－1）。

二、牙胚的形成和分化

牙板形成后，牙胚开始发育。牙胚由三部分组成：①成釉器：起源于口腔外胚层，形成釉质；②牙乳头：起源于外胚间充质，形成牙髓和牙本质；③牙囊：起源于外胚间充质，形成牙骨质、牙周膜和固有牙槽骨。牙胚的发生是口腔上皮和外胚间充质互相作用的结果。

（一）成釉器的发育

成釉器为牙胚最早发生的部分，根据其形态变化可分为三个时期。

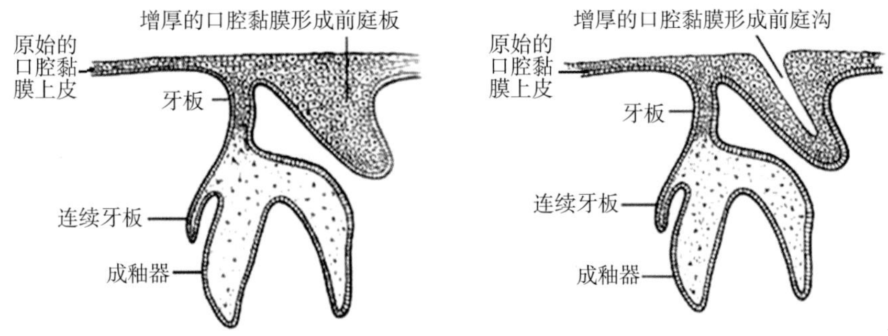

图 6－1　牙板和前庭板的发育

1. 蕾状期

蕾状期成釉器又称牙蕾，是胚胎第八周在牙板未来形成乳牙的 20 个定点的最末端迅速增殖形成的上皮芽，形如花蕾（图 6－2）。其细胞形态类似基底细胞，聚集包绕牙蕾，但细胞尚未分化。所有的乳牙牙胚在胚胎第十周发生，所有的恒牙牙胚在胚胎的第四个月形成。

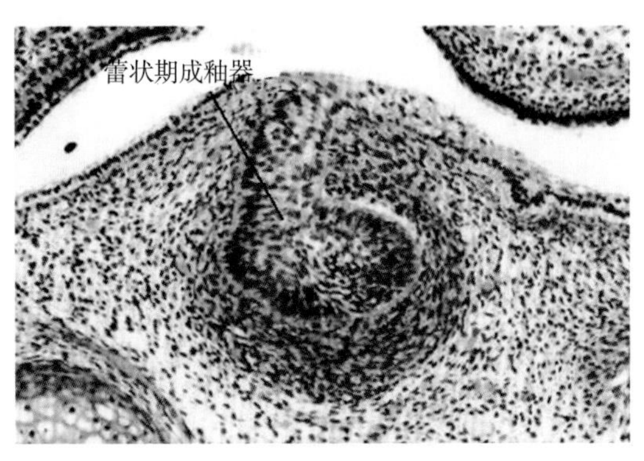

图 6－2　蕾状期成釉器

2. 帽状期

胚胎的第九到第十周，蕾状期上皮芽继续生长，体积逐渐增大，基底部渐向内凹陷，形如帽状，称为帽状期成釉器（图 6－3）。此期的明显特征是细胞分化为三层，即外釉上皮层、内釉上皮层和星网状层。成釉器内陷部分包绕的细胞密集区称为牙乳头，包绕在成釉器和牙乳头边缘的外胚间充质细胞密集为环形的结缔组织层，称为牙囊。

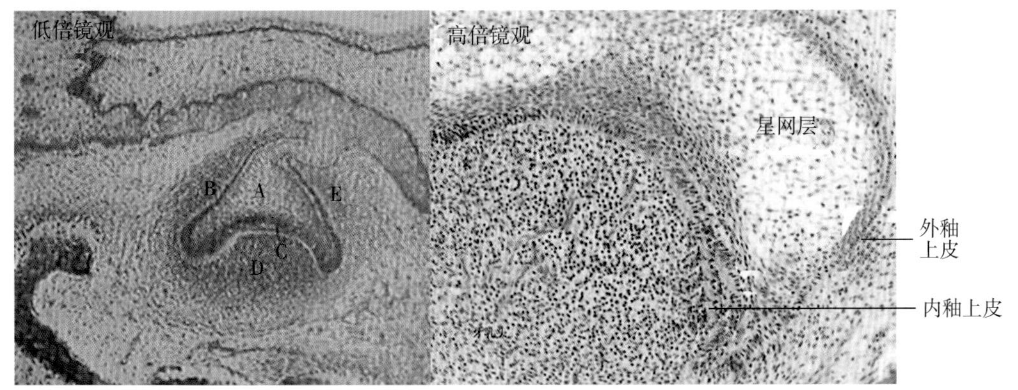

图 6－3　帽状期成釉器

A. 成釉器　B. 外釉上皮　C. 内釉上皮　D. 牙乳头　E. 牙乳头

3. 钟状期

胚胎的第 11～12 周，成釉器进一步发育，体积更大，中央上皮凹陷更深，形如钟状（图6－4），称为钟状期成釉器。此期成釉器进入成熟期，其凹面形态已确定。细胞分化为四层（图6－5）。

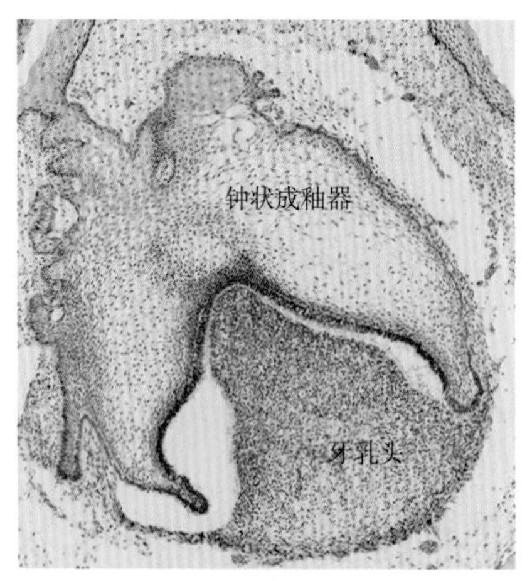

图6－4 钟状期成釉器（低倍镜观）

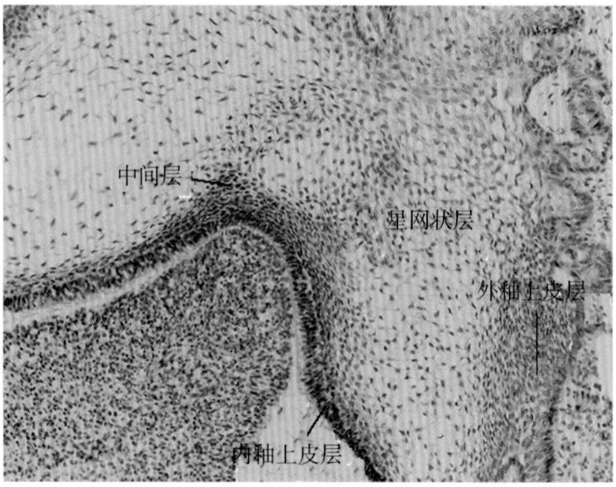

中间层
星网状层
外釉上皮层
内釉上皮层

图6－5 钟状期成釉器（高倍镜观）

（1）外釉上皮层 为一单层立方状细胞，与内釉上皮相连处称颈环。当釉质开始形成时，为成釉器旺盛的代谢活动提供丰富的营养。

（2）内釉上皮层 由整齐排列的单层上皮细胞构成，分化成熟时呈高柱状，称为成釉细胞。

（3）星网状层 位于内、外釉上皮之间，为釉质发育提供充足的营养。随着釉质的形成，该层细胞萎缩，直至消失。

（4）中间层 在内釉上皮与星网状层之间有2～3层扁平细胞，细胞核卵圆或扁平状，称为中间层。中间层细胞对釉质的形成有重要意义。

（二）牙乳头

随着成釉器的发育，牙乳头也逐渐长大。在钟状期，被成釉器凹陷部包围的外胚间充质组织增多，并出现细胞的分化。牙乳头外层细胞在内釉上皮的诱导下分化为高柱状的成牙本质细胞。

在牙的发育中，牙乳头是决定牙形状的重要因素，例如，将切牙的成釉器与磨牙的牙乳头重新组合，结果形成磨牙；将切牙的牙乳头与磨牙成釉器重新组合，结果形成切牙（图6－6）。

（三）牙囊

在成釉器和牙乳头周围，外胚间充质组织增殖，形成环状排列的致密结缔组织层，该结构称为牙囊。牙囊内血管丰富，以保证组织形成所需的营养。

乳牙胚形成后，在其舌侧，从牙板游离缘下端形成新的牙蕾，并进行着上述相同的发育过程，形成相应的恒牙胚。在乳磨牙胚形成之后，牙板继续向远中延伸，形成恒磨牙牙胚。第一恒磨牙的牙胚是在胚胎的第四个月形成，第二恒磨牙的牙胚在出生后一年

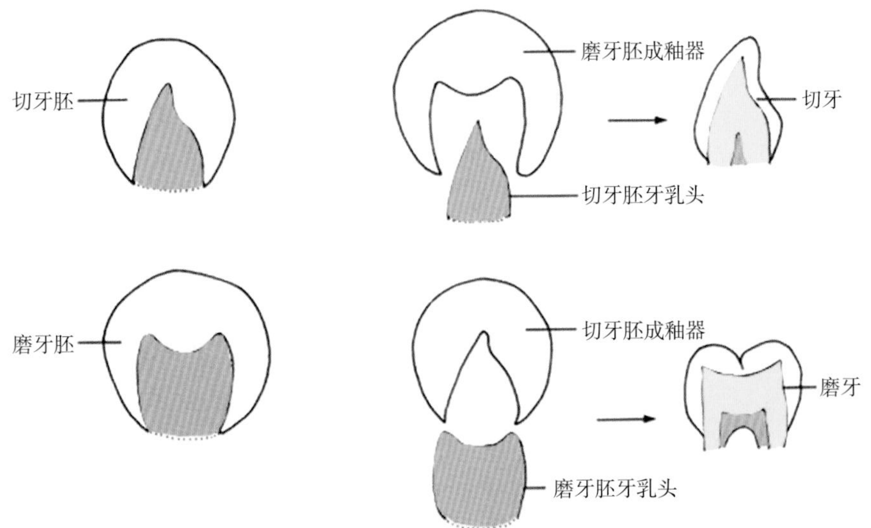

图6-6　牙胚重组后，由牙乳头决定牙的形态

形成，第三恒磨牙牙胚的形成在四至五岁。牙胚的活动期从胚胎发育的第六周开始一直持续到出生后第四年，整个活动期约五年的时间。

（四）牙板的结局

在帽状期时成釉器与牙板还有广泛的联系，到钟状期末牙板被间充质侵入而断裂，并逐渐退化和消失，成釉器与口腔上皮失去联系。部分残留的牙板上皮，以上皮岛或上皮团的形式存在于颌骨或牙龈中，又称 Serre 上皮剩余（图 6-7）。婴儿出生后不久，偶见牙龈上出现针头大小的白色突起，即为上皮珠，俗称马牙子，可自行脱落。在某些情况下，残留的牙板上皮可成为牙源性上皮性肿瘤或囊肿的来源。

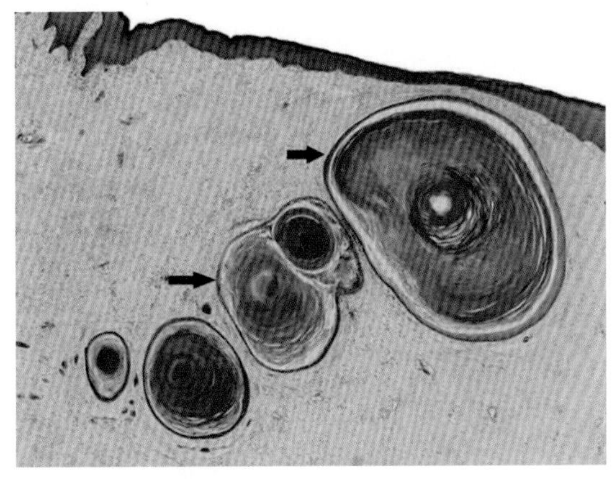

图6-7　残余的牙板上皮（箭头示上皮珠）

第二节　牙体与牙周组织的形成

牙体组织的形成从生长中心开始。前牙的生长中心位于切缘和舌侧隆突的基底膜上，磨牙的生长中心位于牙尖处。釉质和牙本质形成有严格的节律性，成牙本质细胞先形成一层牙本质并向牙髓腔后退，紧接着成釉细胞分泌一层釉质并向外周后退，如此交叉进行，层层沉积，直至达到牙冠的厚度，形成相应的牙冠形态（图 6－8、图 6－9）。

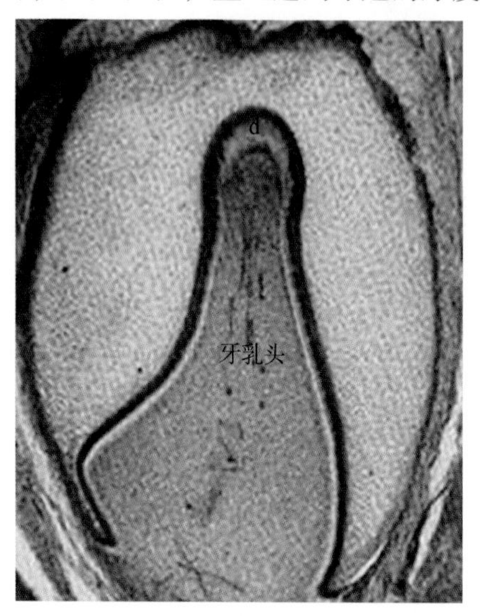

图 6－8　钟状晚期，首先形成的牙本质（d）

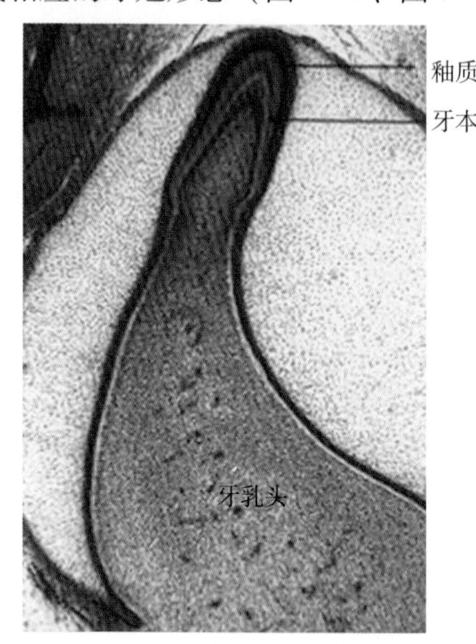

图 6－9　在牙本质的表面形成釉质

一、牙本质的形成

在钟状晚期，牙本质首先在邻近内釉上皮内凹面（切缘和牙尖部位）的牙乳头中形成，然后沿着牙尖斜面向牙颈部扩展，直至整个牙冠部牙本质完全形成。在多尖牙中，牙本质首先在牙尖部呈圆锥状层层有节律的沉积，最后互相融合，形成牙冠部牙本质（图 6－10）。牙本质的形成过程，是有机基质的形成与矿化交替进行的过程，首先是有机基质的形成，然后是羟磷灰石结晶的沉积。

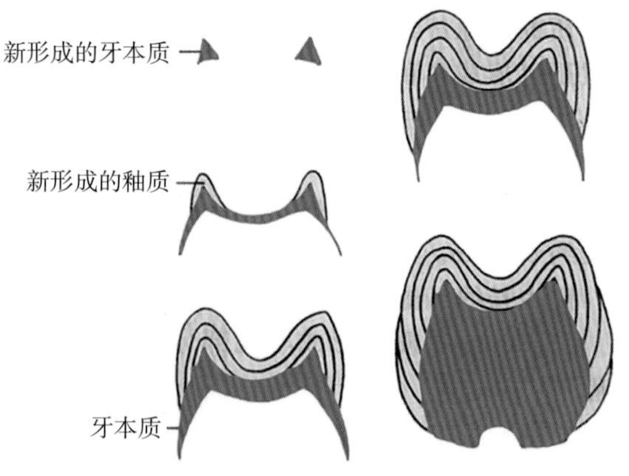

图 6－10　牙本质的沉积

钟状晚期，当成釉细胞分化成熟后，诱导牙乳头分化出成牙本质细胞。成牙本质细胞分化之后，开始形成牙本质的有机基质。当牙本质基质形成后，成牙本质细胞胞体向牙髓中央退缩，同时基底膜侧伸出短粗的突起埋入基质中，形成成牙本质细胞突起。偶尔有突起伸入基底膜中，形成釉梭。随着成牙本质细胞从牙乳头顶端向根尖方向逐渐分化，牙本质也逐渐向根尖方向层层形成，牙乳头体积逐渐缩小。

牙本质的矿化形态主要是球形矿化。偶尔该处球形钙化团不能充分融合，而存留一些小的未矿化的基质，形成球间牙本质。在牙本质形成中，矿物质沉积晚于牙本质有机基质的形成，因此在成牙本质细胞层与矿化的牙本质间总有一层有机基质，称为前期牙本质。

牙根部牙本质的形成与冠部牙本质相似，其发育过程见牙根的发育。

二、釉质的形成

釉质形成包括两个阶段：即细胞分泌有机基质，并立即部分矿化，矿化程度达30%；上一阶段完成之后，釉质进一步矿化，与此同时大部分有机基质和水被吸收。

当牙本质形成后，内釉上皮细胞在牙本质的诱导下，分化为有分泌功能的成釉细胞，且开始分泌釉质基质，并释放到新形成的牙本质表面。磷灰石晶体无规律地分散在这一层基质中，成为釉质最内层无釉柱结构的釉质，厚约 8μm。该层釉质形成后，成釉细胞开始离开牙本质表面，在靠近釉质牙本质界的一端，形成短的圆锥状突起，称托姆斯突。此后的釉质分泌主要通过该突。

当釉质形成后，基质很快矿化。从釉质的表层到深层，其矿化程度逐渐减低。釉质的矿化方式是：一方面矿物质沉积到基质中，同时水和蛋白质从釉质中被吸收，如此反复交替，釉质最后达到96%的矿化程度，使釉质成为身体中矿化程度最高的组织。

牙冠形成的开始部位是切缘和牙尖，最后分化的区域是牙颈和牙尖之间的区域。随着釉质基质不断沉积，牙冠的体积也在增大，牙冠的高度和长度逐渐增加。牙冠形成开始的部位是切缘和牙尖，最后分化的区域是牙颈和牙尖之间的区域（图6－11）。在牙冠形成后，成釉细胞在釉质表面分泌一层无结构的有机物薄膜覆盖在牙冠表面上，称为釉小皮。釉质发育完成后，成釉器四层细胞结合，形成一层鳞状上皮覆盖在釉小皮上，称为缩余釉上皮。当牙萌出到口腔中，缩余釉上皮在牙颈部形成牙龈的结合上皮。

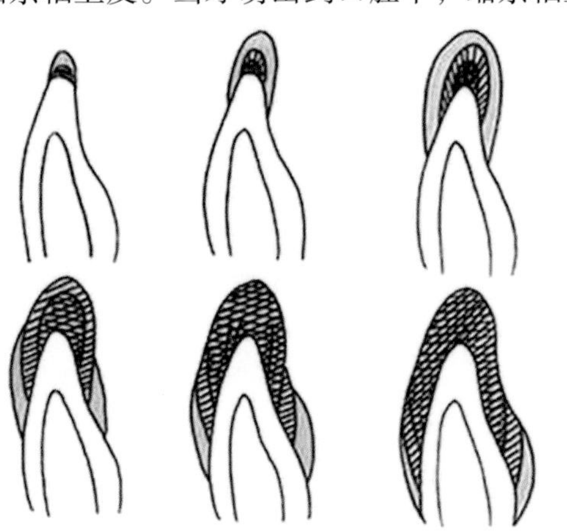

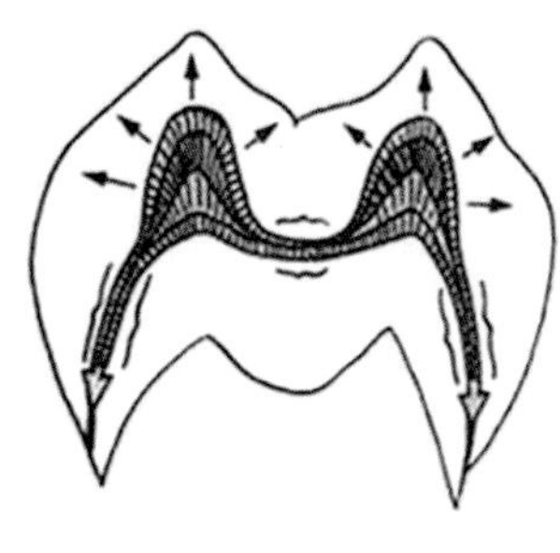

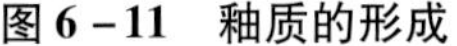

图6－11 釉质的形成

知识链接

成釉器与牙发育异常

牙齿在形成、发育期间，可因严重疾病、营养障碍、局部感染等因素的影响，造成成釉器的变性、坏死，引起牙釉质发育不全、钙化不全等；成釉器形态分化异常，可形成畸形中央尖、牙内陷等牙形态异常，将来易患各种牙病。釉质或牙本质发育不全一旦形成，就无法用补充钙、营养和维生素的方法来补救，只能在牙齿发育形成过程中加以预防。

三、牙髓的形成

牙髓由牙乳头形成，当牙乳头周围有牙本质形成时才可称为牙髓。牙乳头除底部与牙囊相接外，四周均被形成的牙本质所覆盖。牙乳头的未分化间充质细胞分化为星形成纤维细胞，即牙髓细胞。随着牙本质不断形成，牙乳头的体积逐渐减少，待原发性牙本质完全形成，牙髓的发育才告完成。这时，有少数较大的有髓神经分支进入牙髓，交感神经也随同血管进入牙髓。

四、牙根的形成

当牙冠发育即将完成时，牙根开始发生。内釉上皮细胞和外釉上皮细胞在颈环处增生，向未来的根尖孔方向生长，这些增生的双层上皮称为上皮根鞘。上皮根鞘的内侧包围牙乳头，外面被牙囊细胞包绕，被上皮根鞘包进的牙乳头外层细胞在其诱导下分化出成牙本质细胞，形成根部牙本质。上皮根鞘继续生长，向牙髓方向呈约45°弯曲，形成一盘状结构，称为上皮隔（图6－12）。上皮隔围成一个通向牙髓的孔，即未来的根尖孔，这时形成的牙根为单根。牙根的长度、弯曲度、厚度和牙根的数目，都是由上皮隔和邻近的外胚间叶细胞所决定的。在多根牙形成时，若上皮隔向内长出两个或三个舌形突起，突起增生伸长相连，将原上皮隔围成的单孔分隔为两个或三个孔，将来就形成双根或三根（图6－13）。

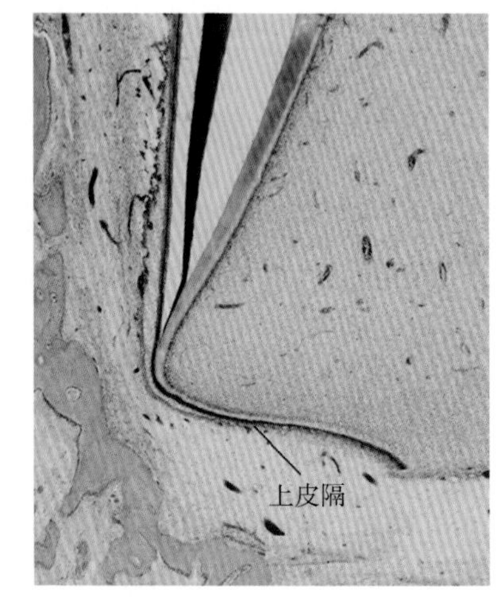

图6－12　内外釉上皮在颈环处增生内折成上皮隔

牙根发育过程中，上皮隔的位置保持不变。随着牙根的伸长，牙胚逐渐向口腔方向移动，为牙根的继续生长提供了空隙。在牙根发育即将完成时，上皮隔开口缩小，随着根尖牙本质和牙骨质的沉积，最终形成狭小的根尖孔。

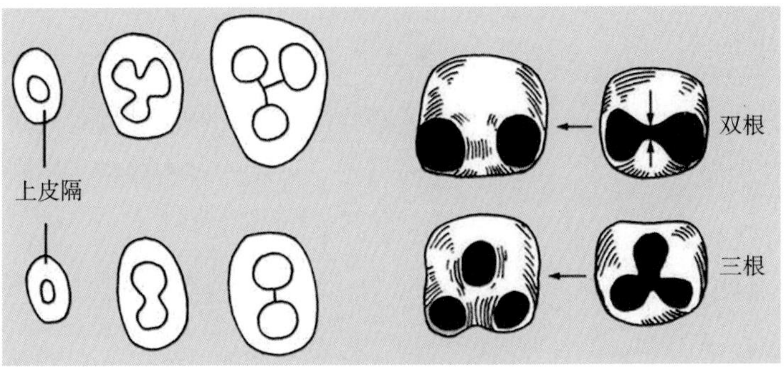

图 6－13　多根牙的形成

五、牙周组织的形成

牙周组织包括牙骨质、牙周膜和牙槽骨，均由牙囊发育而来。随着牙根的发育，牙周组织也随之发生。

（一）牙骨质的形成

根部牙本质形成后，包绕牙根的上皮根鞘断裂，牙囊内层细胞进入断裂的间隙，与根部牙本质直接接触，分化为成牙骨质细胞，在牙根表面和牙周膜纤维的周围分泌有机基质，并将牙周膜纤维埋在基质中。断裂的上皮根鞘大部分退化消失，少数残留于牙周膜中，称马拉瑟上皮剩余。

（二）牙周膜的发育

当牙根形成时，首先出现一些细的纤维束形成牙周膜。这时牙囊细胞增生活跃，在邻近根部的牙骨质和牙槽窝内壁分别分化出成牙骨质细胞和成骨细胞，进而形成牙骨质和固有牙槽骨。牙囊中层细胞分化为成纤维细胞，产生胶原纤维，形成牙周膜，部分被埋在牙骨质和牙槽骨中，形成穿通纤维。

（三）牙槽骨的形成

当牙周膜形成时，牙囊外层细胞在骨隐窝的壁上和发育中牙周膜纤维束周围分化出成骨细胞，形成新骨。新骨的沉积逐渐使骨壁与牙之间的间隙缩小，牙周膜的面积也在减少。

第三节　牙的萌出和替换

一、牙萌出

牙的萌出是指牙冠形成后向口腔方向移动，穿过颌骨和口腔黏膜，与对颌牙相接触达到功能位置的过程。这一过程可分为三个时期：萌出前期、萌出期和萌出后期。

（一）萌出前期

该期主要表现为牙根形成时，牙胚在牙槽骨内的移动。随着颌骨的生长，乳牙胚不仅向口腔方向和前庭方向移动，同时前牙向近中、后牙向远中移动，以保持牙胚与颌骨间的正常位置。

（二）萌出期

从牙根开始形成起，持续到牙进入口腔达到咬合接触。牙进入口腔前，牙冠表面被缩余釉上皮覆盖，该上皮能保护牙冠在萌出移动中不受损伤。该上皮还能分泌酶，溶解结缔组织，使结缔组织破坏。此时，缩余釉上皮外层细胞和口腔上皮细胞增殖并移动，在萌出牙的上方融合形成上皮团。上皮团中央细胞死亡，形成一个有上皮衬里的牙萌出通道。通过该通道，牙萌出时不会发生出血。

牙冠萌出到口腔，一方面是牙本身𬌗向运动的结果，即主动萌出；另一方面是由于缩余釉上皮与釉质表面分离，临床牙冠暴露，牙龈向根方移动来完成的，即为被动萌出。当牙完全萌出后，附着在牙颈部的缩余釉上皮即为结合上皮。牙尖进入口腔后，牙根的一半或3/4都已形成（图6－14）。

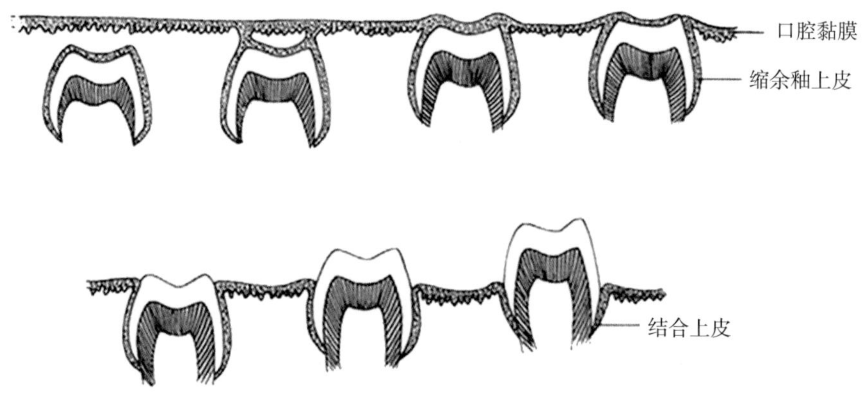

图6－14　牙萌出全过程

（三）萌出后期

当牙萌出到咬合建立时，牙槽骨密度增加，牙周膜的主纤维呈一定方向排列，并形成纤维束，附着在牙龈、牙槽嵴和牙根周围的牙槽骨上。刚萌出的牙的牙根尚未完全形成，髓腔很大，根尖孔呈喇叭口，牙骨质薄，结合上皮附着在釉质上。牙萌出后，牙根还要继续发育。随着根尖牙骨质和牙本质沉积，根管变窄，根尖孔变小，一般要经过二至三年根尖部才完全形成，根尖纤维也随之发育。牙𬌗面、邻面在一生中不断地被磨损，这时可由牙轻微的𬌗向或近中移动来补偿。牙移动时，牙周膜和牙槽骨都发生相应的改建。

二、乳恒牙交替

随着年龄的增长，乳牙的数目、大小和牙周组织的力量等都不能适应长大的颌骨和增强的咀嚼力。乳牙从六岁左右发生生理性脱落，恒牙陆续萌出，到 12 岁左右，全部为恒牙替代。乳牙的生长、发育和萌出，不仅影响牙弓的生长，而且刺激牙弓和颌骨的发育，为恒牙正常萌出提供足够的位置。所以，乳牙过早脱落，可引起恒牙位置的紊乱，从而引起咬合错乱。

乳牙脱落是牙根被吸收，与牙周组织失去联系的结果。恒牙胚的发育及萌出，使恒牙胚与乳牙根之间的结缔组织受压，局部充血并形成肉芽组织，同时分化出破骨细胞，导致牙根和牙槽骨的吸收。当乳牙根吸收到接近牙颈部时，乳牙失去与深层组织的附着而脱落。因此，脱落的乳牙一般没有牙根，或有极短的一段牙根，根面呈蚕食状，与牙根折断容易区别。

乳牙根面吸收的部位，因恒牙胚的位置而异。恒前牙牙胚位于相应乳前牙牙根近根尖 1/3 的舌侧，故乳前牙牙根的吸收从这一部位开始。然后恒牙胚向骀面和前庭方向移动，并对乳牙根进行吸收（图 6－15）。恒前磨牙的牙胚位于乳磨牙牙根之间，乳磨牙的根吸收从根分叉处开始（图 6－16）。

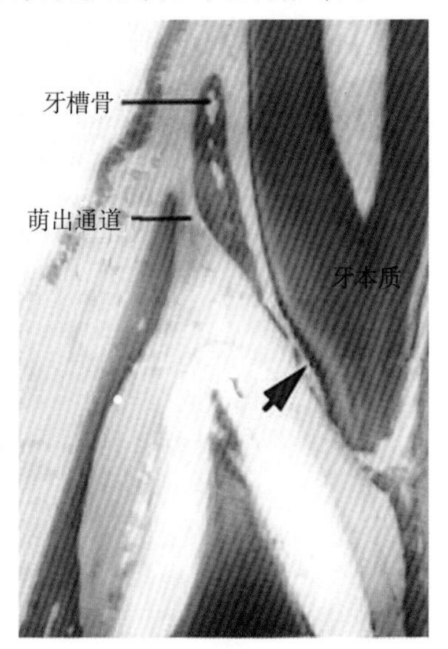

图 6－15　恒切牙在乳牙舌侧萌出

（箭头示乳牙根侧方的吸收部位）

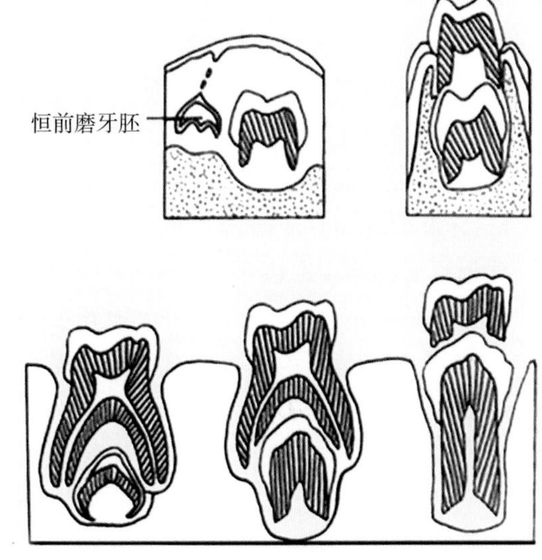

图 6－16　乳恒牙替换

三、牙萌出顺序和时间

1. 牙萌出有一定次序，萌出的先后与牙胚发育的先后基本一致。
2. 牙萌出有较恒定的时间性，但其生理范围较宽。
3. 左右同名牙大致同期对称萌出。
4. 下颌牙的萌出略早于上颌同名牙。

5. 女性萌出的平均年龄略早于男性。

同步训练

一、名词解释

1. 牙萌出
2. 牙板
3. 牙胚
4. 缩余釉上皮

二、填空题

1. 牙胚由________、________和________ 三部分组成。
2. 成釉器按不同时期的形态变化分为________ 、________和__________。
3. 牙乳头将来形成__________ 和________ 。

三、选择题

1. 关于牙齿的发生不正确的是__________。
   A. 成釉器形成釉质
   B. 牙乳头形成牙本质、牙骨质
   C. 牙囊形成牙周膜
   D. 牙乳头形成牙髓
   E. 牙囊形成固有牙槽骨
2. 牙根形成的多少取决于__________。
   A. 成釉器　B. 牙乳头　C. 牙囊
   D. 上皮根鞘　E. 上皮隔
3. 形成牙骨质的结构是__________。
   A. 成釉器　B. 牙乳头　C. 牙囊
   D. 牙板　E. 前庭板
4. 牙髓是由__________形成的。
   A. 成釉器　B. 牙乳头　C. 牙囊
   D. 牙板　E. 前庭板
5. 在牙体组织中最先形成的成分是__________。
   A. 釉质　B. 牙本质　C. 牙骨质
   D. 牙髓　E. 牙根
6. 钟状期的成釉器由__________层细胞构成。
   A. 二　B. 三　C. 四
   D. 五　E. 以上都不对

第七章　牙发育异常

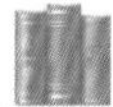

知识要点

1. 牙齿萌出与脱落异常。
2. 牙齿数目与形态异常。
3. 牙齿结构异常。

牙齿在生长发育时期，如果受到某些自身因素或外界环境中不利因素的影响，可导致牙发育异常。这些不利因素可以发生在出生前，也可以发生在出生后；可以是遗传性的，也可以是后天获得的，后天获得性者常与全身性疾病如代谢性疾病或内分泌异常或环境因素的作用有关。一些病原微生物可以通过胎盘进入胎儿体内引起牙不同发育时期的异常，如梅毒螺旋体等；有些理化因子如酸蚀、色素沉积或过度磨损等也可导致牙形成一些后天性非龋性病变。

牙的发育异常可来自于牙板或牙胚的异常分化，通常表现为牙齿的萌出、数目、大小、形态和结构发生异常。

第一节　牙萌出与脱落异常

牙萌出与脱落异常主要表现为牙齿萌出或脱落过早或延迟，主要包括以下几种类型：

一、早萌

乳牙和恒牙均可发生早萌。早萌最常见于胎生牙和新生牙，胎生牙为出生时即已萌出的牙，新生牙为出生后30天内萌出的牙。这可能是由于两者牙胚在颌骨内的位置表浅，但萌出后牙根尚未形成或仅形成小部分，缺乏牙周组织的支持因而较松动。为防止被新生儿吸入或导致舌损伤，临床上常拔除此牙。胎生牙和新生牙常见于下颌乳中切牙，其冠部釉质、牙本质结构正常，而根部牙本质、牙骨质结构常不规则。

个别恒牙早萌多系乳牙早脱所致，多数或全部恒牙早萌极罕见，主要与全身因素有关，如脑垂体、甲状腺功能亢进等。

二、迟萌

迟萌可累及乳牙和恒牙，分为个别牙迟萌和全口牙迟萌。通常个别乳牙迟萌少见，可能与感染、局部创伤等有关。个别恒牙迟萌往往与乳牙滞留有关，也有因局部乳牙早失，致使长期用牙龈咀嚼出现局部角化增厚、变韧而萌出困难者。多数牙或全口牙迟萌多与系统性疾病、营养缺乏或遗传因素影响等有关。

三、乳牙滞留

乳牙已过脱落期却仍然长期不脱落者称乳牙滞留（图7－1）。临床上乳牙滞留可分为个别乳牙滞留和全口乳牙滞留两种情况。个别乳牙滞留常与继生恒牙缺失或阻生有关。全口乳牙滞留较为少见，原因尚不清楚，可能与全身性疾病有关，如锁骨颅骨发育不全症。

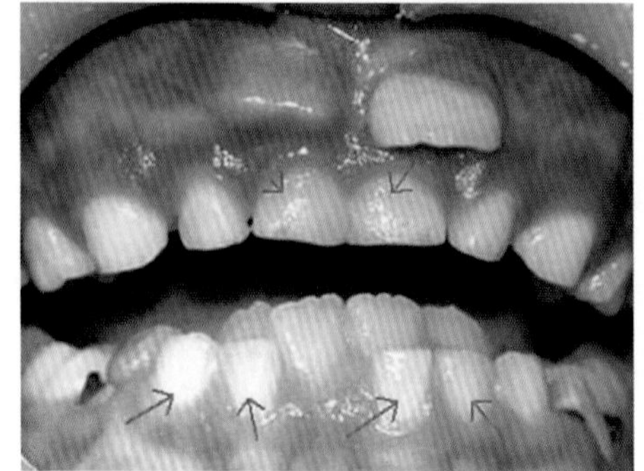

图7－1　乳牙滞留

知识链接

乳牙滞留的危害

乳牙滞留占据了恒牙萌出的正常位置，恒牙可能会异位萌出，影响牙列的正常咬合关系。尤其滞留的乳牙或残根可以导致菌斑滞留，食物嵌塞，影响口腔卫生，使邻牙患龋齿机会增加。由于慢性根尖周炎造成滞留的乳牙残根，可以刺伤周围黏膜软组织，严重者可以造成褥疮性溃疡。如果因为先天缺失继承恒牙造成的乳牙滞留，这个牙齿的牙根仍然会吸收，只是吸收缓慢，有时可能会出现乳牙下沉，低于咬合平面，也会影响咬合关系。

四、恒牙过早脱落

恒牙过早脱落通常与严重的龋病及其并发症、外伤、慢性牙周炎以及颌骨恶性肿瘤、囊肿等局部病变有关，也可能与某些全身特殊疾病有关，如遗传性掌跖过角化症、低酶症、侵袭性牙周炎等。

五、牙阻生

牙阻生是指超过了正常萌出时间，牙仍在颌骨内未萌出或仅部分萌出（图7－2），常呈对称性。乳牙列较少见，恒牙列多发生在第三磨牙、下颌前磨牙和上颌尖牙。阻生的局部因素

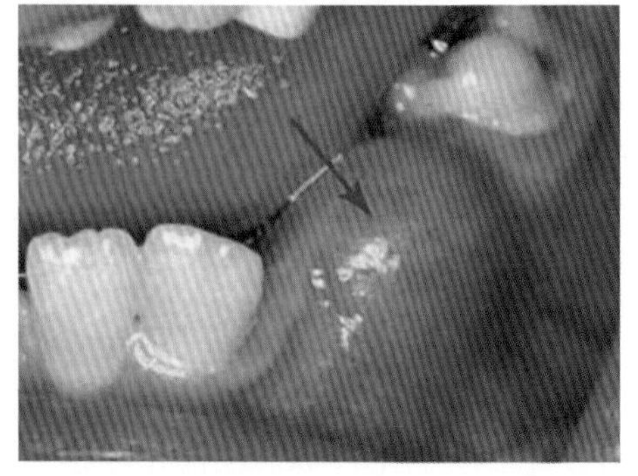

图7－2　牙阻生

包括牙胚位置异常、颌骨内牙位置缺乏、额外牙、囊肿、肿瘤等。多发性牙阻生常与锁骨颅骨发育不全症有关。

第二节 牙数目异常

一、缺额牙

缺额牙包括少牙和无牙，可发生在任何一个牙齿。一个或数个牙缺失称为少牙，单颌或双颌牙列的完全缺失称为无牙。

少牙（图7－3）主要发生在恒牙列，常对称性发生，也可为随机性的，最常见的是第三磨牙缺失，这与人类咀嚼器官逐渐退化有关。其次是上颌侧切牙、下颌第二前磨牙。

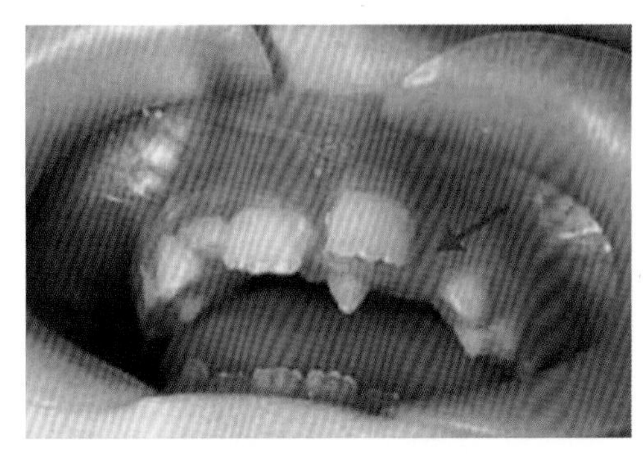

图7－3 少牙

无牙较罕见，常为全身性发育畸形的局部表现，与遗传因素有关。如少汗性外胚叶发育不良，该病常表现为皮肤黏膜发育不良，毛发稀少，皮肤黏膜干燥、无汗、发热、吞咽困难等，在口腔较恒定地表现为大部分乳牙及恒牙缺额，上颌中切牙和尖牙牙冠呈圆锥形。对本病的诊断可凭病史和X线检查，应避免与假性无牙相混淆。

二、多生牙

正常牙数之外多生的牙称多生牙，又称为额外牙（图7－4）。可能是过长的牙板或断裂后的牙板残余发展形成，也可能由于牙胚分裂而成。额外牙最常见于上颌两中切牙之间，称正中牙，其牙冠呈锥形，牙根较短，体积一般较小；其次为上颌磨牙区，下颌前磨牙区也可发生。乳牙列的多生牙较少见。副磨牙位于上颌磨牙旁、颊侧或腭侧位。第四磨牙（副磨牙）也较常见，位于第三磨牙远中，又称为远中磨牙。多生牙可萌出或阻生在颌骨内，也可阻碍正常牙萌出，导致牙移位或邻牙吸收等，恒牙列多生牙发生率为1%～3%。

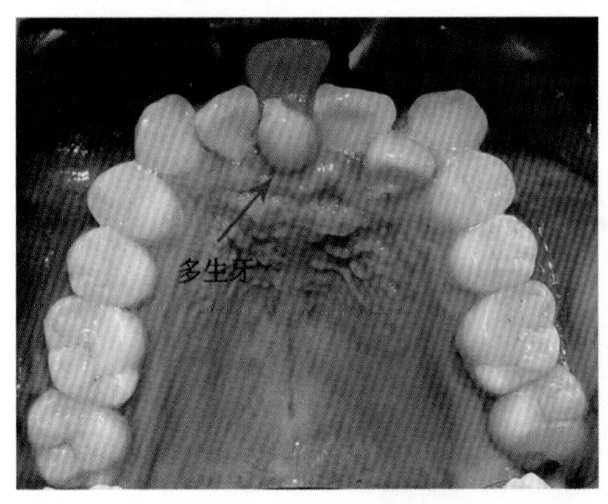

图7－4 多生牙

第三节　牙形态异常

牙形态异常种类较多，可表现为融合牙、双生牙、结合牙、畸形中央尖、畸形舌侧尖、牙内陷等。本节仅介绍一些临床常见且具有一定临床意义的类型。

一、畸形中央尖

畸形中央尖也称牙外突（图7－5），是好发于前磨牙、磨牙颊尖舌侧嵴或中央沟的一种局限性牙尖样突起，临床上最多见于下颌第二前磨牙，且往往双侧对称性发生。突出的中央尖内含釉质、牙本质和牙髓腔。由于咬合磨损，中央尖易很快磨掉，早期使伸入尖内的髓角外露，牙髓常常发生慢性炎症或坏死，导致该牙牙根不能正常发育，形成喇叭口状根尖孔。

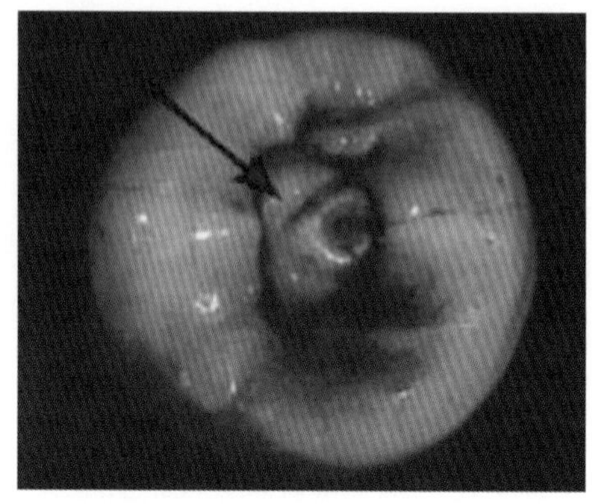

图7－5　畸形中央尖

二、牙内陷

牙内陷是一种常见的牙发育畸形，是在牙齿发育期间成釉器过度增殖呈过度卷曲重叠，深入到牙乳头中而形成的，常见畸形包括畸形舌侧窝和牙中牙。

（一）畸形舌侧窝

畸形舌侧窝为牙内陷较轻的一种发育畸形（图7－6），多见于上颌侧切牙，表现为牙舌侧窝呈囊状深陷，有的牙内陷在舌侧窝处形成一纵行沟裂，越过舌隆突向舌侧根部延伸。沟的深浅不一，有的可深达根尖部将牙根一分为二。此窝内容易滞留食物残渣，有利细菌滋生，窝底常存在发育缺陷，易引起牙髓感染。

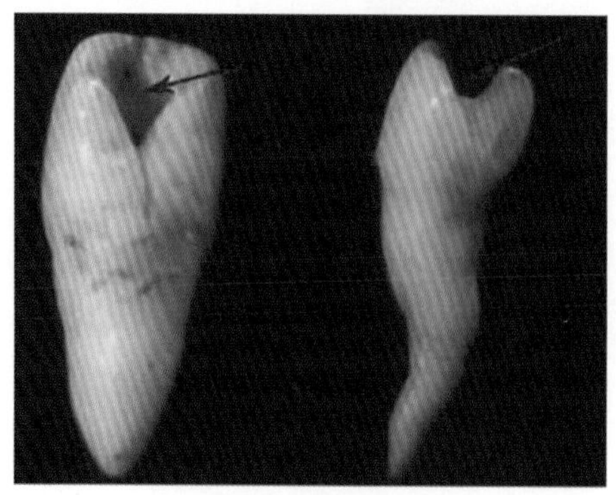

图7－6　畸形舌侧窝

（二）牙中牙

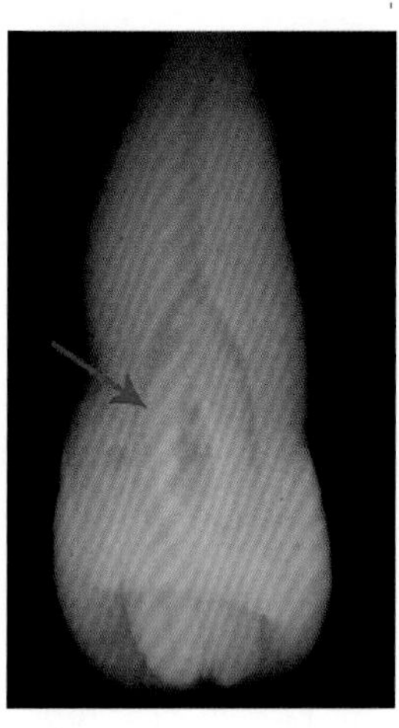
图7－7　牙中牙

牙中牙是牙内陷最严重的一种（图7－7）。由于成釉器皱襞深入内陷，在此基础上形成牙本质和牙釉质。牙呈圆锥形，体积稍大。X片示内陷部分好似包含在牙中的小牙，故称牙中牙。

三、融合牙、结合牙、双生牙

（一）融合牙

融合牙多系牙发育期两牙胚融合在一起发育而成（图7－8），可表现为完全融合或不完全融合。引起融合的原因可能是压力所致。由于牙胚融合时间不同，形成的融合牙形态不同。若压力发生在牙冠发育之前，则冠部融合；若压力发生在牙冠发育完成之后，则根融合而冠分为二。无论冠融合还是根融合，其融合部的牙本质是相连的，这点可与结合牙鉴别。乳牙、恒牙均可发生融合，但最多见的是下颌乳中切牙，正常牙与额外牙也可发生融合。

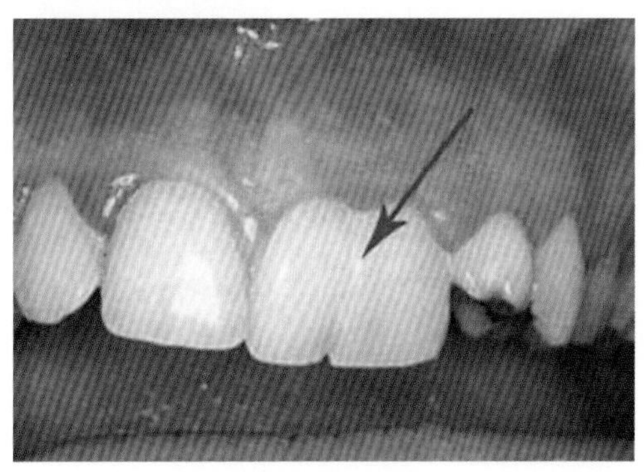
图7－8　融合牙

（二）结合牙

结合牙是指两个发育完成后的牙借增生的牙骨质结合在一起。引起结合的原因可能是创伤或牙拥挤，以致牙间骨质吸收，使两邻牙靠拢，以后增生的牙骨质将两牙连在一起，而牙本质是分开的。结合牙可以是发育性的，也可以是炎症性的。发育性的结合牙多见于上颌第二磨牙和第三磨牙；炎症性结合是指牙根由于炎症受损后，两邻牙之间有修复性牙骨质沉积，将两牙结合为一体。

（三）双生牙

双生牙系由一个内向的凹陷将一个牙胚不完全分开而形成的，通常为完全分开或不完全分开的牙冠，有一个共同的牙根和根管。乳牙列和恒牙列均可发生双生牙。

第四节　牙结构异常

牙结构异常可分为遗传性和非遗传性两类，遗传性常累及乳牙和恒牙的釉质或牙本质，非遗传性者常导致乳牙或恒牙的釉质或牙本质同时受累。牙结构异常包括釉质结构异常、牙本质结构异常、牙骨质结构异常及其他结构异常。本节仅介绍几种较常见的结构异常。

一、釉质发育不全

釉质发育不全（图7-9）是指釉质形成和矿化上的不足，可能与局部因素、全身因素和遗传因素有关：①局部因素：如乳牙根尖部感染、乳牙外伤等，可直接影响其下方恒牙牙胚的发育；②全身因素：如婴儿时期的麻疹、肺炎、猩红热等，严重的营养障碍（维生素A、维生素D缺乏等）、佝偻病、消化不良、孕妇在胎儿牙发育时期患风疹、毒血症等；③遗传因素：常有常染色体显性遗传，在同一家族中可连续几代出现此病，无性别差异。根据病损程度可分为轻型和重型两种：

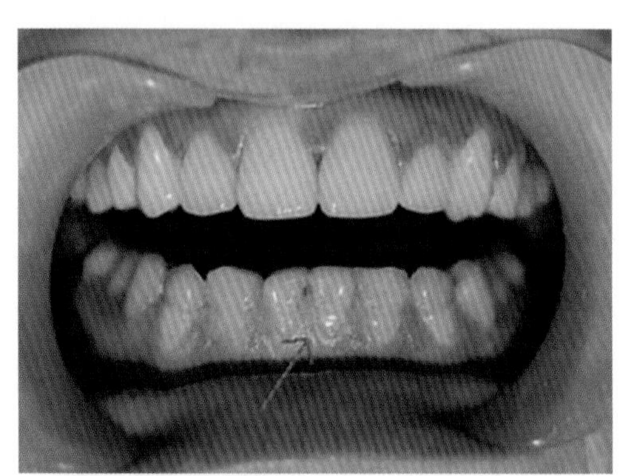

图7-9　釉质发育不全

（一）轻型釉质发育不全

此类釉质的厚度正常，呈白垩色，不透明，牙面无实质性缺损或仅有细小的凹陷。如有色素渗入后，牙面可呈黄色或黄褐色。镜下观察：釉柱横纹、釉质生长线明显，柱间质增宽，釉丛、釉梭等含有机成分较多的地方更加明显。

（二）重型釉质发育不全

釉质的厚度明显变薄，颜色为棕色或棕褐色，釉质表面有实质性缺损，呈带状、沟状、窝状或蜂窝状凹陷，甚至根本无釉质覆盖。镜下观察：除有轻型釉质发育不全的镜下结构外，还可见釉质表面不规则，甚至见不到釉质结构。

由于釉质发育不全的牙矿化程度低，故其抗龋能力低，耐磨损性差。

二、氟牙症

氟牙症（图7-10）又称斑釉、氟斑牙，是牙发育期间经常摄入含氟量较高的水（超过1ppm）或食物所引起的一种特殊类型的釉质发育不全，其主要特征是牙表面出现黄褐色斑点或斑块。

氟牙症的发生机制目前尚不清楚，可能由于过多的氟进入机体，引起成釉细胞损伤，从而影响釉基质形成，同时，较多的氟也干扰了釉基质的钙化过程。

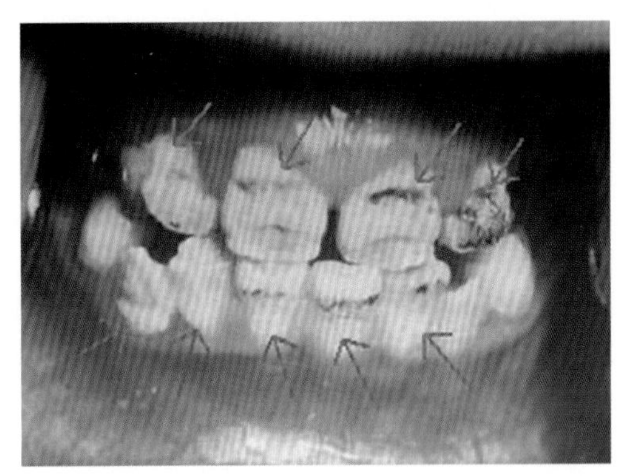

图 7－10　氟牙症

氟牙症一般发生在恒牙，乳牙釉质的发育主要在胎儿和婴幼儿时期完成，母亲血中的氟难以通过胎盘进入胎儿体内，母乳中的氟含量也比较恒定，所以乳牙一般不发生氟牙症，只有在严重的高氟区才可累及乳牙。

受累牙牙面有白垩色斑点或黄褐色斑点，病变牙具有抗龋性。形态学上，氟牙症与其他釉质发育不全难以区分。按病变程度不同，临床表现不同，轻度者部分牙面出现白垩色斑点、斑块、条纹；中度者大部分牙齿表面出现白垩色、黄色、棕色斑块；重度者多数牙或全部牙受累，甚至釉质缺损，牙正常形态丧失。镜下可见釉质矿化不良，尤其是在釉柱之间和有机物较多的薄弱处，但釉质表层过度矿化。

三、先天性梅毒牙

先天性梅毒牙指梅毒螺旋体感染导致牙胚受侵犯所形成的牙釉质发育不良。梅毒螺旋体侵犯机体最严重的时期主要是胚胎后期和出生一个月左右，故受累最明显的牙主要是恒牙列的切牙和第一磨牙，即哈钦森牙和桑葚牙。

哈钦森切牙：牙冠两切角圆钝，近切缘处缩窄，切缘中央有一发育不良的半月形凹陷切迹（图 7－11）。

桑葚牙：磨牙牙冠咬合面直径比颈部直径缩窄，咬合面和近咬合面 1/3 釉质有许多颗粒状的小球，外观呈桑葚状凸凹不平。

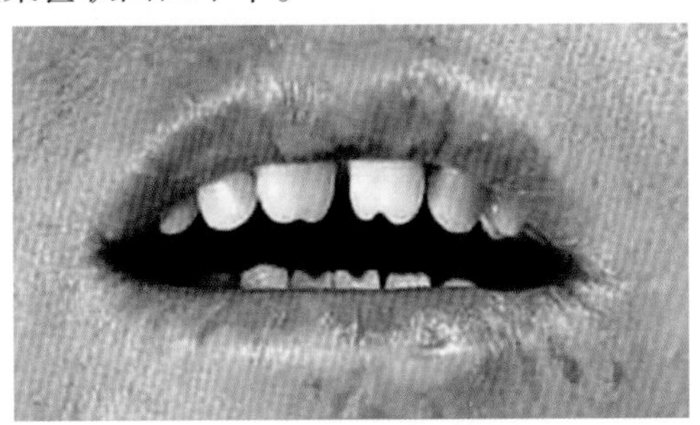

图 7－11　哈钦森切牙

四、遗传性乳光牙本质

遗传性乳光牙本质是一种常染色体显性遗传性疾病，即牙本质形成缺陷症Ⅱ型。该病发生无性别差异，无性连锁现象，可在一个家族中连续几代出现。乳牙、恒牙列均可累及。病变仅累及牙本质，釉质结构基本正常。

肉眼观牙齿色泽改变差异很大，具有半透明乳光样外观，逐渐可呈灰色或棕色，伴有釉质上的淡蓝色反光。大部分病例釉质结构正常，但釉质很容易剥脱，牙本质暴露后牙显著磨损。镜下观察：釉质结构基本正常，但釉牙本质界变得平直而不呈扇贝形。近釉质的一薄层罩牙本质结构正常，其余牙本质结构发生改变。牙本质内小管数目减少，方向紊乱，许多小管形态不规则，管径变大，有的甚至无牙本质小管。髓腔表面见少量不典型的成牙本质细胞，细胞可被包埋在有缺陷的牙本质中，由于髓腔面有牙本质不断形成，造成髓腔变窄甚至消失。

同步训练

一、填空题

1. 牙发育异常可分为________、________、________、________等。
2. 多生牙可发生在牙列任何部位，常见于________、________。
3. 牙结构异常包括________、________、________及其他结构异常。

二、选择题

1. 下列牙发育异常中由于梅毒螺旋体感染所致的是________。
   A. 氟斑牙　B. 桑葚牙　C. 融合牙
   D. 多生牙　E. 牙内陷
2. 畸形中央尖常发生于________。
   A. 上颌恒中切牙　B. 下颌恒中切牙　C. 下颌恒前磨牙
   D. 上颌恒前磨牙　E. 下颌第一磨牙
3. 少牙最常见的是________。
   A. 上颌侧切牙　B. 下颌侧切牙　C. 上、下颌第三磨牙
   D. 上颌前磨牙　E. 下颌第一磨牙
4. 下列关于氟牙症说法错误的是________。
   A. 主要特征是牙表面出现黄褐色斑点或斑块
   B. 镜下见釉质矿化不良，但釉质表层过度矿化
   C. 发生于乳牙，恒牙少见
   D. 可引起成釉细胞损伤
   E. 病变牙具有抗龋性
5. 胎生牙最常见于________。
   A. 下颌乳中切牙　B. 下颌乳磨牙　C. 上颌乳中切牙
   D. 上颌乳磨牙　E. 上颌恒侧切牙

第八章　龋　　病

知识要点

1. 龋病的概念、龋病的病因与发病机制。
2. 釉质龋、牙本质龋、牙骨质龋的病理变化。

龋病是牙体硬组织的一种慢性感染性疾病，是在以细菌为主的多种因素的共同作用下，使牙体硬组织无机物脱矿和有机物崩解，晚期形成缺损的慢性进行性破坏性疾病。

龋病是一种危害人类健康的常见病、多发病，任何年龄、职业、地区、种族、性别的人群均可患病，其发病率占口腔疾病之首。世界卫生组织（WHO）将其列为危害人类健康的三大疾病之一。世界各国的龋病流行情况差异较大，一些发达国家的患龋率较高，发展中国家的患龋率较低。自20世纪70年代开始，发达国家的龋病患龋率出现了下降趋势，而发展中国家的龋病患龋率明显上升，这与口腔预防保健工作是否跟上有关。目前发达国家与不发达国家的患龋率差已明显缩小。

我国龋病流行病学抽样调查表明，龋病的发病情况由于地区、生活条件、性别、年龄等因素不同，而表现出差异。其年龄特点为：5～6岁儿童的乳牙患龋率最高，以后随着乳牙逐渐被恒牙替换，患龋率逐渐下降，12岁左右患龋率下降为最低；同时恒牙开始患龋，患龋率又逐渐上升，大约25岁左右渐平稳；中年以后，由于邻面磨损、牙龈萎缩、牙根暴露等原因，使邻面龋、牙颈部龋增多，患龋率又再次升高。

龋病好发于牙面不易清洁的部位，如牙齿咬合面的窝沟点隙、邻面接触点下方、唇颊面牙颈部等。其临床特征是牙体硬组织在色、形、质各方面均发生变化。病变早期，釉质呈白垩色，继而有色素沉着，呈黄褐色或棕褐色，但无明显症状。病变进一步发展，硬组织破坏，形成龋洞，可引起疼痛。

龋病进展缓慢，一般不危及生命，不易受到人们的重视。实际上龋病给人类造成的危害甚大，特别是病变向牙体深部发展后可引起牙髓病、根尖周病、颌骨炎症等一系列并发症。若牙体严重缺损，终至丧失，可破坏咀嚼器官的完整性，以至严重影响全身健康。因此，研究龋病的发生、发展规律对预防龋病及其继发病具有重要意义。

第一节 龋病的病因与发病机制

一、龋病病因理论的研究基础

龋病的发生是一个非常复杂的问题，长期以来，国内外诸多学者进行了大量的研究，并从内、外因等不同方面提出了许多学说，影响较大的学说有化学细菌学说、蛋白溶解学说和蛋白溶解－螯合学说等。

1. 化学细菌学说

化学细菌学说又称酸原学说，是1889年由Miller提出的。该学说认为，寄生在牙面上的细菌作用于食物中的糖类，发酵产生酸，酸使牙齿无机物脱矿，这是牙破坏过程的第一个阶段；无机物脱矿溶解后，有机物在细菌产生的酶作用下进一步破坏，最终形成龋洞，这是牙破坏的第二个阶段。这一学说首次提出了龋病形成的三个基本要素，即细菌、糖类和龋发生的对象——牙，是现代龋病病因的基础。但该学说也存在着一定的缺憾，它未能指出特异的致龋菌群以及它们在牙面的存在形式。

2. 蛋白溶解学说

由Gottlieb等学者在1947年提出。该学说认为，口腔内细菌产生蛋白溶解酶，使釉质中有机物含量丰富的部位如釉板等溶解破坏，继而产酸，酸使无机物溶解，则发生了龋损。这一学说强调，先是有机物的分解，然后才是酸对无机物的破坏。蛋白溶解学说似乎对龋病的一些形态学改变做出了解释，如釉质表层下脱矿，早期龋时有机物相对丰富的部位破坏较明显，但许多致龋实验不支持这一学说。

3. 蛋白溶解－螯合学说

1995年由Schatz等人提出。该学说认为，龋病发生是由于口腔内细菌产生蛋白溶解酶，将牙齿硬组织中的有机物分解，同时产生具有螯合作用的衍生物，与牙中的钙盐结合形成可溶性螯合物，使牙硬组织破坏形成龋。这一学说强调了釉质内的有机物和无机物同时受到酶的作用而破坏。蛋白溶解－螯合学说最大的不足之处是缺乏有力的实验证据来证实在釉质中不到1%的有机物分解产生的螯合剂具有螯合96%无机盐的能力。

二、龋病病因的现代理论

随着口腔微生物学及龋病病变超微结构研究的深入，人们对龋病的认识有了新的突破性进步。20世纪60年代初，Keyes等在前人研究的基础上加以补充，提出了“三联因素”的理论，认为龋病是由细菌、食物、宿主三个主要因素相互作用产生的。后来有学者认为，时间因素也必须考虑在内，由此提出了“四联因素”理论，指出菌斑中的致龋菌利用食物中糖类产酸，使局部微环境的pH降低，这种低pH状态必须在牙面上维持一定时间才能形成龋。

（一）细菌和菌斑

大量证据已经表明，细菌的存在是龋病发生的先决条件。口腔细菌种类繁多，但并非都能致龋。目前大部分学者认为，龋病是由特异性细菌即致龋菌引起的。致龋菌一般具有能利用蔗糖产酸的能力、耐酸能力以及对坚硬牙表面的附着能力。主要致龋菌是变形链球菌，其次为乳酸杆菌和放线菌。

口腔中的致龋菌必须黏附在牙面上并形成菌斑才具有致龋作用。细菌在牙面上以牙菌斑的形式存在。牙菌斑是一种薄的致密性膜状物，由细菌和菌斑基质组成。牙菌斑是细菌生长、繁殖，进行复杂代谢活动的场所，多沉积在不易清洁的部位，如点隙窝沟和邻面接触点以下的牙面上。电镜下观察，菌斑由内到外由三层组成：最内层为获得性薄膜，是唾液糖蛋白构成的均质性物质，紧贴牙面；中间层为菌斑的主要部分，由许多相互平行且与牙面垂直排列的丝状菌构成，在丝状菌之间有大量革兰阴性球菌、革兰阳性球菌和短杆菌聚集；表层结构松散，由多种细菌及脱落的上皮细胞组成。

菌斑的致龋作用主要在于菌斑内的产酸菌，分解糖产酸，使釉质脱矿。但同时口腔中唾液的缓冲作用，可使菌斑内 pH 值缓慢回升，唾液中游离的矿物离子可重新沉积于釉质表面，使釉质发生再矿化。在唾液 - 菌斑 - 釉质界面，可不断发生脱矿与再矿化。当脱矿作用大于再矿化作用时，大量矿物离子丧失，最终使牙彻底脱矿，导致龋的形成。

（二）食物因素

食物与龋病的发生关系十分密切。影响龋病发生的食物因素主要是食物的化学成分和物理性状。碳水化合物（糖）是已被公认的最主要的致龋食物，其中蔗糖对龋的发生更重要。蔗糖等碳水化合物可被细菌的葡糖基转移酶转变为细胞外葡聚糖，细菌可借助其黏附于牙面上；菌斑中细菌还可利用糖代谢产酸。因此含糖量高的食物易致龋，含纤维素、矿物质较多的食物则有一定的抗龋性。糖的致龋作用还与糖的生物性状、摄入量和摄糖频率有关。食物中含氟量、钙、磷、维生素 A、维生素 D 等的高低对龋的发生也有一定影响。粗糙的食物在咀嚼过程中，对牙面有自洁作用，能抑制龋病的发生，而精细的、黏性较大的食物易于黏附在牙面上，滋生细菌，引起龋病。

知识链接

糖的种类与致龋性

糖类即碳水化合物，但糖有许多种，包括单糖、双糖和多糖。不同种类的糖致龋能力是不同的。糖的致龋性由强到弱依次为蔗糖、葡萄糖、麦芽糖、乳糖、果糖、山梨糖醇、木糖醇。实验证明，蔗糖最易引起龋齿，山梨糖醇和木糖醇基本上不能被致龋菌利用产酸，故常用作防龋的甜味替代剂。

（三）宿主因素

牙的排列、形态、结构、成分等都与龋的发生有直接关系，如牙齿排列不整齐、后牙深而窄的点隙裂沟、牙釉质发育不全等均有利于龋的发生。此外，牙的理化性质、钙化程度、微量元素的含量等因素也影响龋病的发生与发展。

宿主对龋病的敏感性不同，除与牙有关外，唾液的量、流速、黏稠度、缓冲能力，钙、磷、氟离子和溶菌酶等的含量都可影响龋齿的发生。

机体全身状况与龋病发病也有一定关系，全身状况又受到营养、内分泌、遗传、机体免疫状况和环境等因素的影响。

（四）时间因素

细菌和菌斑、食物、宿主是龋病发生的三个基本因素，它们在龋病的发生过程中相互作用，缺一不可。龋病的发生是一个相当缓慢的过程，即使以上三个因素同时存在，龋病也不会立即形成，必须经过获得性薄膜沉积、菌斑形成和细菌代谢产酸等一系列过程。因此，时间因素在龋病的发生过程中也是必不可少的。据此，保持口腔卫生、控制菌斑形成、减少糖类在口腔的停留时间可有效预防龋病的发生。

目前有关龋病病因的研究还在不断深化，有些学者已将遗传工程技术引入这项研究。由于致龋菌明确，免疫防龋已成为可能，人类自身的免疫状况以及人工主动和被动免疫都将影响龋病的发生和发展。

第二节　龋病的组织病理学

龋病在临床及病理上根据病变累及的牙体组织分为釉质龋、牙本质龋和牙骨质龋。根据病变发生部位分为窝沟龋、平滑面龋、根面龋。除此之外，临床上龋病还有一些其他的分类方法，比如，根据龋病发病情况和进展速度可分为急性龋、慢性龋、静止龋、继发性龋。根据病变深度分为浅龋、中龋和深龋，这是临床上最常用的分类方法。

一、釉质龋

釉质龋是指发生在牙釉质的龋，属于浅龋。除根面龋外，绝大多数龋损都是从釉质开始的。釉质龋可发生在平滑面，也可发生在窝沟处，两者的进展方式与病损形态略有不同。龋病发生时，病变具有其他任何感染性疾病所没有的独特特征，基本变化为脱矿和再矿化。

（一）平滑面龋

平滑面龋常发生在牙齿邻面，两牙接触点下方。早期釉质龋局部呈白垩色斑点状，不透明，无光泽，表面完整。用探针检查，表面略粗糙。以后由于色素沉着，逐渐变为黄褐色、棕褐色。这种改变可长期保持不变，也可继续发展，形成龋洞。

光学显微镜下观察早期釉质龋的磨片，典型病损呈倒锥体形，口大底小。最早显示为病变区的釉柱、横纹和生长线变得明显，以后逐渐有色素沉着。病损区呈三角形，基底部向着釉质表面，尖部向着釉质牙本质界（图 8－1）。这种病损形态与釉柱在平滑面由内向外呈放射状的排列方式有关。病变由内向外可分四层，即透明层、暗层、病损体部和表层（图 8－2）。

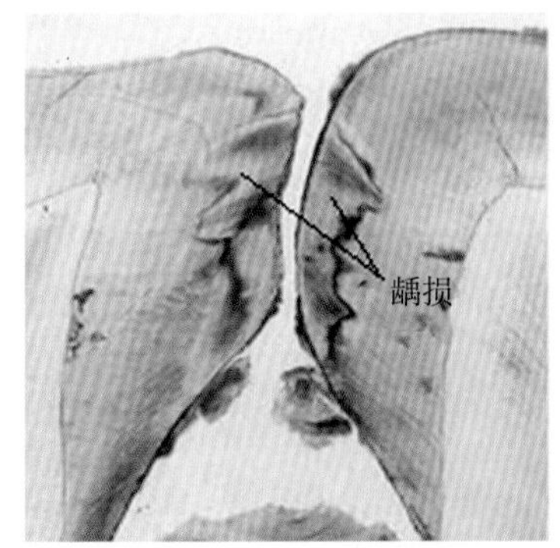

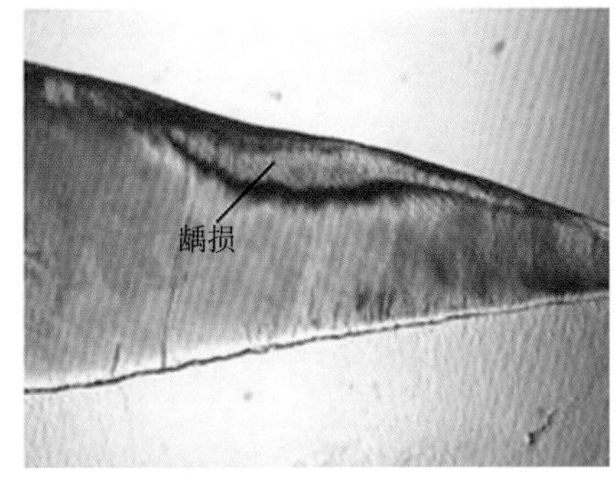

图 8－1　釉质平滑面龋

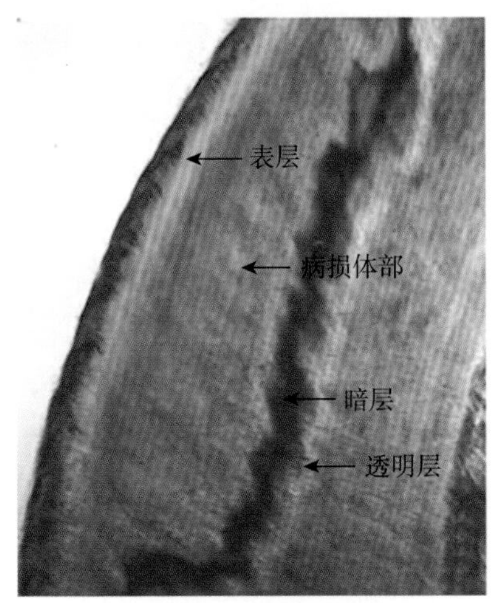

A.釉质早期龋病变分四层

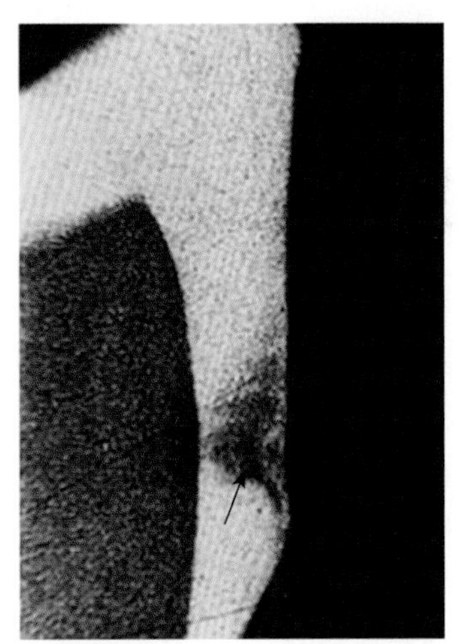

B.显微放射摄影：病变呈三角形阻射区

图 8－2　釉质平滑面龋

1. 透明层

位于病损的最前沿，与正常釉质相连，是釉质龋最初的表现。光镜下呈透明状，生长线、釉柱、横纹均不清楚。透明层的形成是由于该处釉质的晶体开始有少量脱矿，使晶体间隙增大，形成孔隙。当磨片用树胶浸封时，树胶分子足以进入孔隙。因为树胶的折光指数为 1. 52，与釉质羟磷灰石的折光指数 1. 62 相似，所以光镜下呈透明状。

高分辨率扫描电镜下观察该层：羟磷灰石晶体直径比正常要小。用显微放射摄影观察时，该层也显示轻度脱矿。偏振光显微镜观察：该层孔隙占釉质容积的 1%，而正常釉质的孔隙容积仅占 0. 1%。化学分析结果显示：该层内镁和碳酸盐的含量较正常降低，提示镁和碳酸盐在龋损脱矿中首先被溶解。

2. 暗层

紧接于透明层表面。磨片上呈深褐色，釉质结构模糊不清。偏振光显微镜观察，该层的孔隙增加，占釉质容积的 2% ～4%。孔隙大小不一，小的孔隙中，分子较大的树胶不能进入，而被空气占据。空气的折光指数为 1. 0，明显小于羟磷灰石的折光指数 1. 62，所以此层呈浑浊、不透明状。

以往认为，暗层是较透明层更进一步脱矿所产生的破坏区。但在釉质龋的再矿化实验中发现，将病损区暴露在唾液或合成矿化溶液中维持一定时间后，暗层增宽，表明暗层不仅有脱矿而直接产生新的小孔隙，还有较大的孔隙经再矿化而成为小的孔隙。同时，暗层内的一些晶体直径达45～100nm，也提示有再矿化现象的发生。这些证据均支持暗层中存在再矿化现象，暗层中同时存在脱矿与再矿化的区域。

3. 病损体部

位于表层下，暗层的浅面，是病损区范围最大的一层。光镜下该层生长线、釉柱、横纹均很明显，又称为纹理明显层（图8－3），其发生机制不清。偏振光显微镜观察，此层孔隙在边缘部较少，约占釉质容积的5%；在中心部则较多，约占25%，而且孔隙较大，树胶分子可以进入，故该层较为透明。病损体部有显著脱矿，为釉质龋中脱矿最严重的层次，在所有病损中都存在。

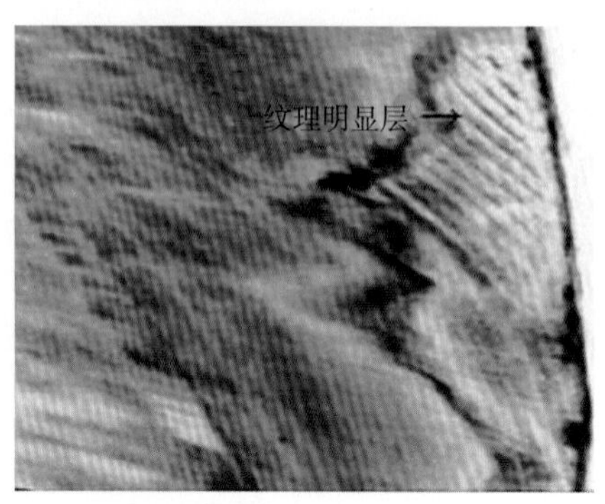

图8－3 釉质平滑面龋
病损体部生长线、釉柱等纹理明显

4. 表层

表层为釉质龋最表面，平均厚约40μm。光镜下表层相对较完整，釉质结构变化不大。偏振光显微镜观察，其孔隙约占釉质容积的5%。显微放射摄影显示，表层呈现X线阻射影像。该层相对于病损体部的矿化程度要高，但仍有轻度脱矿。实验证明，病损区相对完整的表层并非由于釉质表层的结构特点所造成。此层形成可能是由于来自唾液和菌斑中的矿物离子，以及深部病损层脱离出来的矿物离子在表层重新沉积所致。扫描电镜观察到，表层晶体直径大于正常釉质，这更进一步证实了表层存在着再矿化的现象。

上述各层次的出现不应被视为各自独立的过程，而是连续性动态发展的过程。釉质龋四层的改变，并不是在每个病损中都同时出现的，其中透明层出现率为50%，暗层为85%～90%，表层约为95%。

知识链接

防龋牙膏

选用牙膏，除考虑洁净作用外，还要考虑相关添加成分。含氟牙膏能防龋，因为氟不仅能降低釉质的溶解度并促进釉质的再矿化，还能抑制致龋菌的繁殖和产酸。既然含氟牙膏那么好，是否所有人都适合呢？并非如此。体内氟含量过高，会影响身体健康，所以高氟区人群不宜使用含氟牙膏。此外，6岁以前的儿童使用含氟牙膏一定要在家长监督指导下进行。

（二）窝沟龋

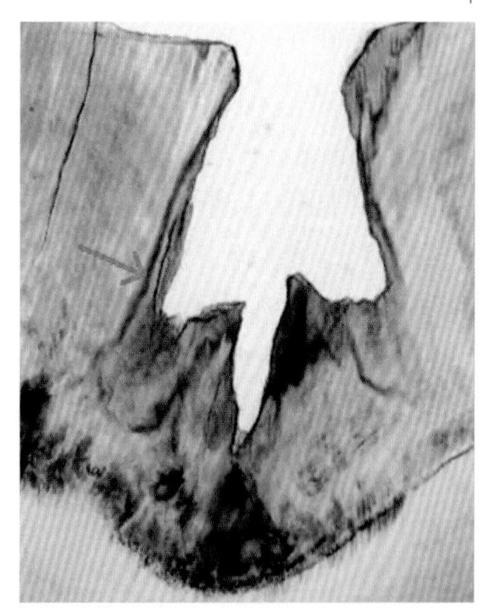

图 8－4　窝沟龋

窝沟龋的损害性质与平滑面龋相似，但由于窝沟处釉柱的排列方向与平滑面不同，所以当其发生龋损时，病损常从窝沟侧壁开始，然后沿着釉柱的长轴方向向深部扩展。当其超过窝沟底时，侧壁病损互相融合，也形成三角形的龋损区，但基底部向着釉质牙本质界，顶部围绕着窝沟侧壁。窝沟底部釉质较薄，龋损很快扩散至牙本质，并沿着釉牙本质界向两侧扩展，结果形成口小底大的潜行性龋（图 8－4）。

二、牙本质龋

牙本质龋由釉质龋发展而来，少数也可由根部牙骨质龋发展而来。牙本质与牙釉质不论在组织结构上，还是理化特性上均有不同，因此牙本质龋的病理过程和表现也与釉质龋有着很大的差别。首先，牙本质内含有机物较多，约占总重量的 20%，因此，在龋损形成过程中，除无机晶体溶解外，有机物的溶解破坏也是一个重要方面。其次，牙本质小管贯穿牙本质全层，牙本质龋因沿着牙本质小管进展，故发展较快。再次，牙髓和牙本质为一生理复合体，因此，在牙本质龋的同时，还伴有牙髓组织包括成牙本质细胞的一系列防御性反应的出现。

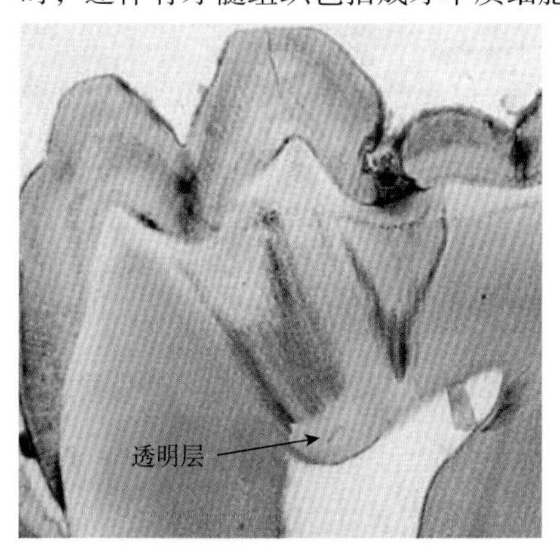

图 8－5　牙本质龋的形态

当龋损发展到牙本质面时，龋损一方面沿釉质牙本质界横向扩展，同时沿牙本质小管向深部发展，故牙本质龋的病变区也呈三角形，基底部位于釉质牙本质界，尖端指向髓腔。按其脱矿程度、组织形态和细菌侵入的情况不同，一般可将牙本质龋的病理改变由病损深部向表面分为四层：即透明层、脱矿层、细菌入侵层和坏死崩解层（图 8－5）。

（一）透明层

透明层也称硬化层，为牙本质龋最早发生的改变，深部为正常牙本质。光镜下观察磨片，此层呈均质透明状，小管结构不明显。牙本质小管内有较多的矿化晶体沉积，随着时间推移，沉积晶体数量逐渐增多，最后将小管堵塞。此乃浅层脱矿游离出的无机盐离子再矿化，故呈透明状。显微硬度分析发现，该层硬度较正常牙本质低，表明此层仍有一定量脱矿。在透明层内还可见一些牙本质小管在透射光下呈云雾状。这种改变有人认为是小管内成牙本质细胞突起变性所致，故曾称为脂肪变性层。由于透明层中牙本质小管阻塞不通，有助于暂时阻止细菌侵入，在一定程度上可使龋病发展速度减慢。透明层的形成需要一定的时间，如龋病发展较快，则无此层。

（二）脱矿层

脱矿层位于透明层表面，是细菌侵入前酸已扩散至该区域引起的脱矿改变。光镜下观察磨片，此层因渗透性增加而出现色素沉着呈现棕黄色。电镜下观察，小管结构较完整，小管内无细菌存在，仅见管周和管间牙本质的羟磷灰石晶体数量减少，但胶原纤维结构基本完好。此外，部分管周牙本质有时可出现少量体积比正常大的晶体，表明脱矿同时也有再矿化发生。此层因无细菌侵入，在龋病治疗的窝洞制备中曾认为可加以保留，但临床实际操作中，很难将其与受细菌感染的牙本质区分，因此在洞形制备时，需将这些软化牙本质去除。

（三）细菌侵入层

细菌侵入层位于脱矿层浅面，此区细菌侵入并繁殖。当细菌侵入到已脱矿的牙本质小管内时，则引起小管壁进一步脱矿，同时，细菌产生的蛋白溶解酶使有机物分解。切片上观察，牙本质小管呈不同程度扩张，形成串珠状。病变进一步发展，管周牙本质变薄，甚至破坏崩解，相邻小管彼此融合，形成大小不等的坏死灶。有的形成与小管垂直的裂隙状坏死灶。此层内已有细菌存在，在临床窝洞预备时需彻底清除该层组织。

（四）坏死崩解层

坏死崩解层为牙本质龋的最表层，也是龋洞底部的表层。切片上观察，此层内已无正常牙本质结构，只是一些残留的坏死组织和细菌等。临床上，因细菌侵入层和坏死崩解层内有大量的细菌，治疗龋病时需将它们去除。

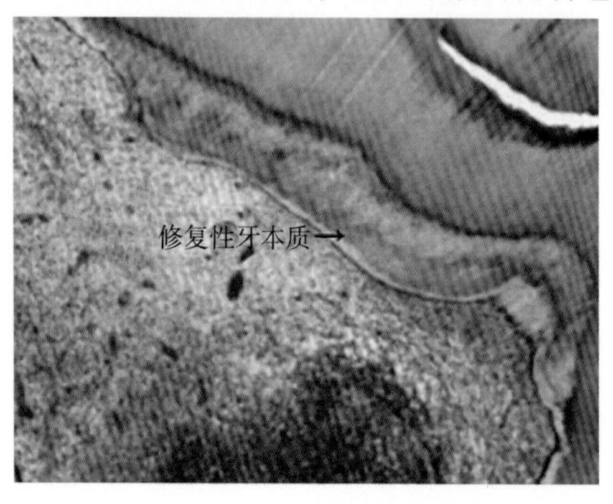

图8－6　修复性牙本质形成

牙髓牙本质是一个生理性复合体，当牙本质龋发生时，病理性刺激可通过牙本质小管、成牙本质细胞突起或神经传导到牙髓，导致牙髓组织出现一系列反应，如刺激强烈时可引起成牙本质细胞变性坏死和牙髓炎症甚至坏死；如刺激较弱和缓慢时，则在相应的髓腔壁上有修复性牙本质形成（图8－6），其能阻挡细菌侵入牙髓，有一定的防御作用。

值得注意的是，在软化牙本质的深部质硬、着色的牙本质中可含有少量细菌，但不会致龋，不必去除。临床研究表明，经此种方式处理的病变只要充填物保持完整，病变就不会进展。

三、牙骨质龋

牙骨质龋好发于中年以后。这是由于牙龈萎缩、牙骨质暴露，在暴露的牙骨质表面常有牙菌斑附着而引起。随着人口老龄化，牙龈萎缩及牙根暴露的牙增多，牙骨质龋的发病率逐年增高。暴露的牙骨质表面形成菌斑，菌斑下局部 pH 持续降低，酸和细菌代谢产物通过穿通纤维深入到牙骨质深层，并沿牙骨质的板层状结构扩展，使牙骨质脱矿，有机物分解，形成牙骨质龋。

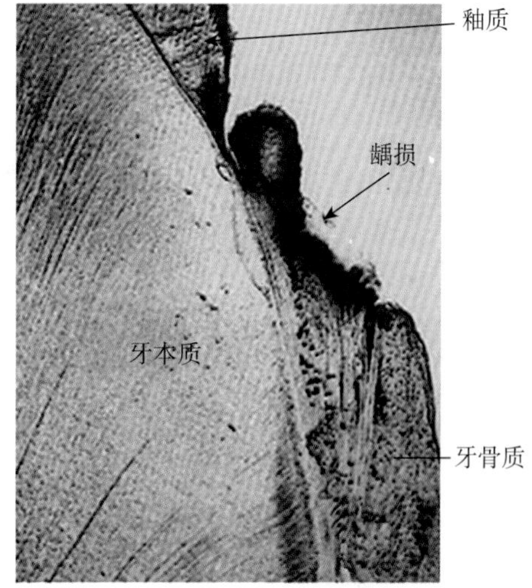

图 8－7 牙骨质龋

由于牙骨质较薄，脱矿的牙骨质很易崩裂、缺失，使病变迅速累及牙本质（图 8－7）。根部牙本质龋的组织学改变与冠部牙本质龋相似，但根部牙本质小管数量相对比冠部少，且矿化程度随年龄的增加而增高，因而龋累及根部牙本质后，其进展速度较冠部龋缓慢，在相应的髓腔侧也可形成修复性牙本质。

同步训练

一、名词解释

1. 龋病
2. 牙菌斑

二、填空题

1. 对龋病病因现代理论影响较大的三个学说是________、________和________。其中__________学说首次提出了龋形成的三个基本要素。

2. 釉质平滑面龋的病理变化，镜下由内向外可分为__________、___________、__________和__________四层。

3. 最主要的致龋菌是__________，其次是__________、__________。

4. 口腔中致龋菌必须黏附在牙面上形成__________才能起致龋作用。

三、选择题

1. 最主要的致龋物质是__________。

A. 蛋白质　B. 糖类　C. 维生素
D. 脂肪　E. 氨基酸

2. 下列糖中致龋性最强的是__________。

A. 蔗糖　　B. 葡萄糖　　C. 麦芽糖

D. 乳糖　　E. 果糖

3. 龋病的好发部位是__________。

A. 牙尖　　B. 切缘　　C. 窝沟点隙

D. 邻面　　E. 牙颈

4. 釉质窝沟龋是呈口小底大的潜行性龋，与下列哪种结构有关__________。

A. 釉梭　　B. 釉板　　C. 釉丛

D. 釉质生长线　　E. 釉柱

5. 早期釉质龋病变的暗层__________。

A. 空隙增加，约占釉质容积的 20%　　B. 紧接在表层的表面

C. 是病损区范围最大的一层　　D. 生长线和横纹的结构不清楚

E. 是龋损引起的最先可观察到的改变

四、简答题

1. 光镜下观察早期釉质龋，其病理变化如何？
2. 光镜下观察牙本质龋，其病理变化如何？

第九章 牙 髓 病

知识要点

1. 牙髓病的病因与临床特点。
2. 牙髓炎、牙髓坏死的病理变化。
3. 牙髓变性、牙体吸收的病理特点。

牙髓病是发生在牙髓组织的一类疾病，主要包括牙髓炎症、牙髓坏死和退行性变，其中最常见的是牙髓炎。牙髓组织是富含毛细血管、淋巴和神经的疏松结缔组织，具有一定的防御和修复能力。但牙髓四周被坚硬的牙本质包绕，仅借狭窄的根尖孔与外界相通，缺乏有效的侧支循环。乳牙和年轻恒牙根尖孔较大，血运丰富，防御和修复能力相对较强。随着年龄的增长，根尖孔逐渐缩小，常导致牙髓供血不足而出现退行性变。

第一节 牙 髓 炎

牙髓炎是牙髓病中最常见的疾病。由于牙髓处于特殊的解剖环境，因而当牙髓发生明显炎症时，炎性渗出物不能及时引流而积聚，从而导致牙髓腔内压力增高。其一方面压迫神经产生剧烈疼痛，另一方面感染易扩散于整个牙髓。牙髓一旦发生急性感染，则难以恢复而导致牙髓坏死。根据病理变化和临床特点可将牙髓炎分为牙髓充血、急性牙髓炎和慢性牙髓炎三种。

【病因】

1. 细菌因素

细菌感染是牙髓病尤其是牙髓炎的最主要致病因素。感染途径有三：①经深龋、磨耗、楔状缺损、隐裂等牙体途径到达牙髓，其中深龋为最常见的感染途径；②通过深牙周袋经根尖孔或侧支根管进入牙髓，引起逆行性牙髓炎；③经血源感染，极为罕见，多发生在牙髓有损伤或退行性变的基础上。

2. 物理因素

牙病治疗中的操作不当和意外，急、慢性创伤均可引起牙髓损伤。如高速切割牙体产生的高热；深龋充填时垫底不当；正畸治疗时施力不当；牙周袋刮治伤及根尖血管而影响牙髓血供；交通事故、竞技运动、暴力、咀嚼硬物等均可刺激牙髓引发炎症，甚至发生牙髓坏死。

3. 化学因素

深龋治疗时操作不当，如使用刺激性较强的窝洞消毒药物、磷酸锌水门汀直接垫底、复合树脂充填时酸蚀不当或直接充填均可引起牙髓炎症。

以上各因素是否引起牙髓炎，与细菌的数量和毒力、理化刺激强度、持续时间、机体抵抗力以及牙髓血供情况等密切相关。

一、牙髓充血

牙髓充血有生理性和病理性之分。生理性充血主要见于牙发育期、月经期、妊娠期等，高空飞行时的气压下降，也可引起暂时性牙髓充血。

病理性牙髓充血是牙髓炎的早期阶段，当受到轻微而缓慢的刺激时，与刺激相对应的牙髓呈暂时充血状态。如及时去除刺激因素，充血的牙髓可恢复正常，故又称为可复性牙髓炎。若刺激因素持续存在，则可发展为急性或慢性牙髓炎。

【临床特点】

主要表现为明显的激发痛，对温度、酸甜刺激较敏感，尤其是冷刺激可立刻引起一过性疼痛，但刺激去除后疼痛立即消失，无自发性疼痛。

【病理变化】

肉眼见充血的牙髓呈红色。光镜下观察，早期血管扩张、充血，呈树枝状；晚期血管壁通透性增加，浆液渗出，组织水肿，少量红细胞外渗（图9－1）。如血流缓慢，血浆浓缩，则可形成血栓。

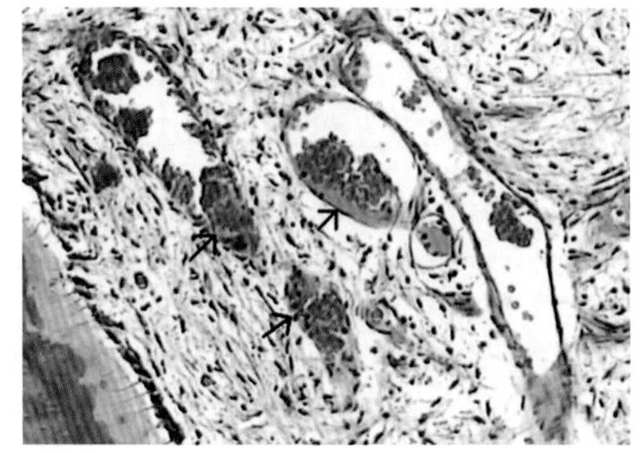

图9－1 牙髓充血

二、急性牙髓炎

急性牙髓炎多由牙髓充血发展而来，也可为慢性牙髓炎急性发作，常因深龋感染牙髓所致。

【临床特点】

主要表现为剧烈疼痛，其疼痛特点为自发性阵发性痛、温度刺激痛、夜间痛和放射痛。

1. 急性浆液性牙髓炎

表现为自发性阵发性锐痛，疼痛时间短，间歇时间长，温度刺激尤其是冷刺激可引起或加重疼痛，刺激去除后疼痛不能迅速消失。疼痛常常夜间发作，向同侧上下颌、面部及耳颞部放射，患者不能明确指出患牙位置。

2. 急性化脓性牙髓炎

主要为自发性剧烈跳痛，间歇时间短，甚至无明显间歇期而呈持续性疼痛，且表现为“热痛冷缓解”，夜痛加重，患者不能平卧。

知识链接

“热痛冷缓解”的原因

急性化脓性牙髓炎之所以表现为“热痛冷缓解”，其原因可能是晚期牙髓化脓时，细菌的代谢产物受热后膨胀，血管扩张，髓腔内压力增加，致使疼痛加剧；冷刺激则使其收缩，压力减小而暂时疼痛缓解。

“一针见血”止牙痛

由于牙髓炎剧烈疼痛的主要原因是髓腔压力增高，因此一旦确诊为急性牙髓炎后，应尽早开髓引流，使髓腔内的炎症渗出物——脓、血经穿髓孔流出。髓腔压力减低，疼痛便可即刻缓解，同时炎症也不易继续扩散。若未及时治疗，炎症可波及根尖周组织，引起根尖炎症，出现咀嚼痛和叩痛。

【病理变化】

病变范围可局限于牙髓的局部，也可弥散于整个牙髓。

1. 急性浆液性牙髓炎

早期病变局限在受刺激部位，可见牙髓血管明显扩张充血，浆液大量渗出，组织严重水肿。少量中性粒细胞浸润和纤维蛋白渗出，局部病变区成牙本质细胞可变性坏死。

2. 急性化脓性牙髓炎

随着炎性渗出的增加，局部微循环障碍，牙髓组织缺氧。大量中性粒细胞浸润，并向炎症中心趋化，中性粒细胞在吞噬细菌的同时释放溶酶体酶和蛋白水解酶，使局部组织液化坏死，形成脓肿。早期脓肿局限，脓腔内有密集的中性粒细胞浸润，其余牙髓水肿伴少量炎细胞浸润。此时若得不到及时治疗，炎症迅速向周围扩散，形成多个小脓肿，最终使整个牙髓液化坏死（图9－2）。

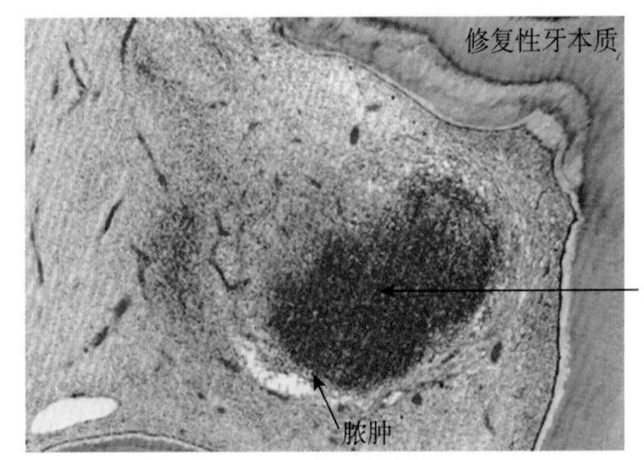

图9－2　急性化脓性牙髓炎

三、慢性牙髓炎

慢性牙髓炎是临床上最常见的牙髓炎类型，多由龋病发展而来，也可由急性牙髓炎转变而来。当引流不畅或机体抵抗力下降时，慢性牙髓炎炎症又可急性发作。慢性牙髓炎可分为以下三种类型：

（一）慢性闭锁性牙髓炎

【临床特点】

患者无明显自发性剧烈疼痛，常有冷热刺激痛史，疼痛可放射至患侧头面部，刺激去除后疼痛仍持续较长时间。有时可有阵发性钝痛，持续时间较长。检查患牙多有深龋，髓腔未暴露。患者常有轻度咬合痛和叩痛。

【病理变化】

镜下可见牙髓血管扩张充血，淋巴细胞、浆细胞、巨噬细胞、中性粒细胞浸润，同时伴有成纤维细胞和毛细血管增生，肉芽组织形成。有时可见增生的胶原纤维将炎症区与正常牙髓分开。当机体抵抗力降低而细菌毒力较强时，可形成小脓肿，甚至发生牙髓坏死，脓肿周围常有肉芽组织包绕（图 9－3）。病程长者，有时可见修复性牙本质。

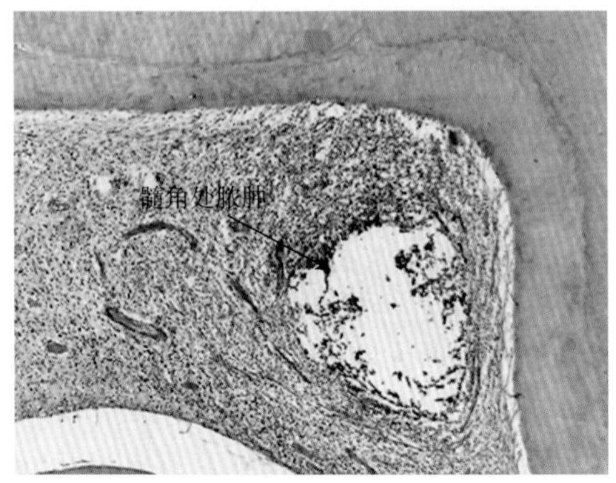

图 9－3 慢性闭锁性牙髓炎

（二）慢性溃疡性牙髓炎

【临床特点】

多无自发痛，常有钝痛或咬合痛。典型临床特征是温度刺激痛，刺激去除后疼痛仍持续一段时间。食物嵌入龋洞内可引起剧烈疼痛，进食酸甜食物也可引起疼痛。检查可见患牙有深龋洞或牙体缺损，髓腔已开放。穿髓孔小或溃疡面坏死组织较多时，可产生自发痛。

【病理变化】

镜下可见患牙有较大的穿髓孔，暴露的牙髓表面为炎性渗出物、食物残屑及坏死组织，其下方是炎性肉芽组织和新生的胶原纤维，深部牙髓组织可见血管扩张充血和散在慢性炎细胞浸润。有时溃疡表面可有钙化物沉积或修复性牙本质。

（三）慢性增生性牙髓炎

慢性增生性牙髓炎又称牙髓息肉，多见于儿童及青少年，好发于乳磨牙和第一恒磨牙。其发生必须具备两个条件：①根尖孔粗大，血运丰富；②穿髓孔较大，使炎性肉芽组织增生呈息肉状，并经穿髓孔突出。

【临床特点】

一般无明显自发痛，温度刺激可出现钝痛，食物嵌入时易出血或轻微疼痛。检查可见患牙有较大的穿髓孔，龋洞内充满暗红色或粉红色的息肉，因含神经纤维少，对刺激不敏感，故探痛不明显。

【病理变化】

主要特征是增生的牙髓组织充满龋洞或突出于龋洞外。根据其构成成分的不同，分为溃疡型和上皮型两种。溃疡型呈红色或暗红色，探之易出血；上皮型呈粉红色，较坚实，探之不易出血。

镜下观溃疡型表面为炎性渗出物及坏死组织，深部为炎性肉芽组织，即新生的毛细血管、成纤维细胞、淋巴细胞和浆细胞等炎细胞，病程长者可见较多的成纤维细胞和胶原纤维。上皮型表面被覆复层鳞状上皮，深部为大量成纤维细胞和胶原纤维，伴有散在的慢性炎细胞浸润（图9－4）。鳞状上皮可能由口腔黏膜上皮脱落细胞种植而来，也可能由龋洞邻近的牙龈上皮增生而来。

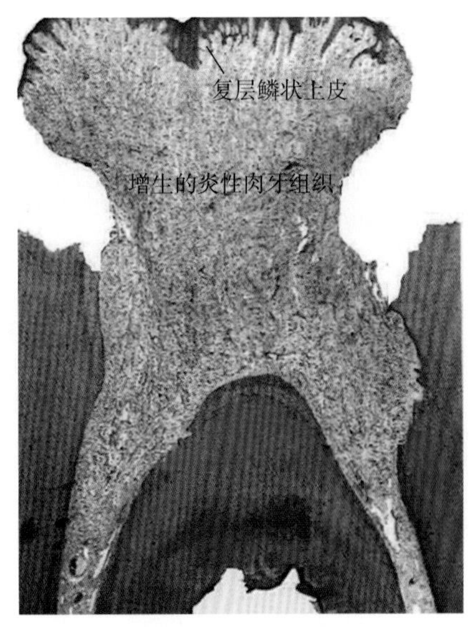

图9－4 慢性增生性牙髓炎（上皮型）

第二节 牙髓变性

牙髓变性是指牙髓组织受到长期刺激，或因根尖孔缩窄、牙髓供血不足，使牙髓组织代谢障碍而表现出不同程度的退行性变。这种改变的过程是缓慢进行的，一般无临床症状。常见的牙髓变性有以下几种：

1. 成牙本质细胞空泡性变

成牙本质细胞空泡性变是指成牙本质细胞内和细胞间液体积聚形成水泡。镜下可见成牙本质细胞因受挤压而体积变小，并被挤压成堆，状似稻草束。严重时，成牙本质细胞减少，甚至消失，仅留下大小不等的空泡（图9－5）。

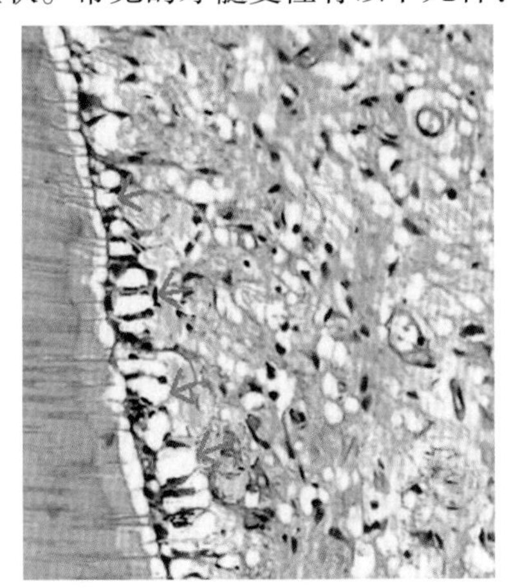

图9－5 成牙本质细胞空泡性变

成牙本质细胞受挤压似稻草束状（箭头所指）

2. 牙髓钙化

牙髓钙化是指牙髓组织营养不良或组织变性，在此基础上钙盐沉积所形成的大小不等的钙化团块。

牙髓钙化有两种类型：一种称髓石，多见于髓室内，常呈同心环状，部分髓石内可见不规则的牙本质小管（图9－6）。另一种称弥散性钙化，为沙砾状的钙盐颗粒，多散在于根管内，小颗粒可融合形成较大团块（图9－7）。髓石大小不等，形态各异，可游离于髓腔，也可附着于髓腔壁，大者可充满髓室，妨碍根管治疗。髓石一般无临床症状，较大髓石可引起类似三叉神经样疼痛。

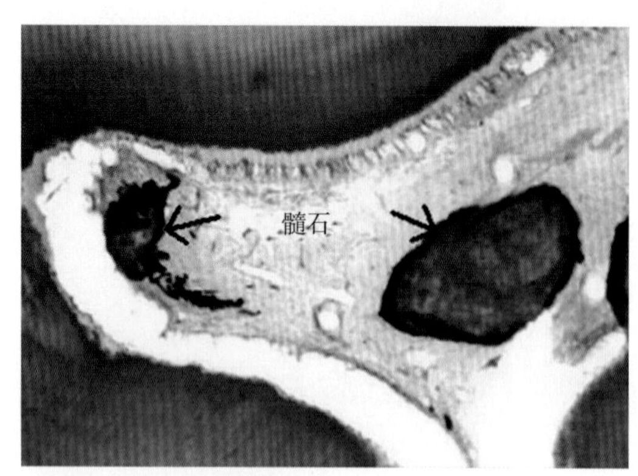

图9－6 髓石

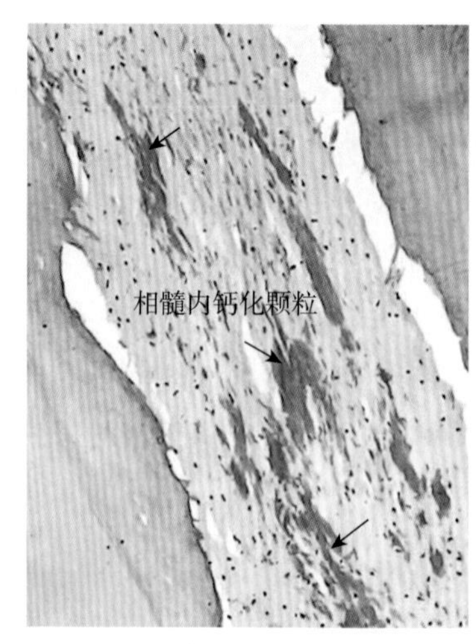

图9－7 弥散性钙化

3. 牙髓网状萎缩

牙髓网状萎缩多见于老年人，牙髓组织出现空泡状间隙，牙髓细胞减少，成牙本质细胞、血管及神经因受挤压而消失，纤维成分增多，使整个牙髓组织表现为充满液体的纤维网状结构（图9－8）。

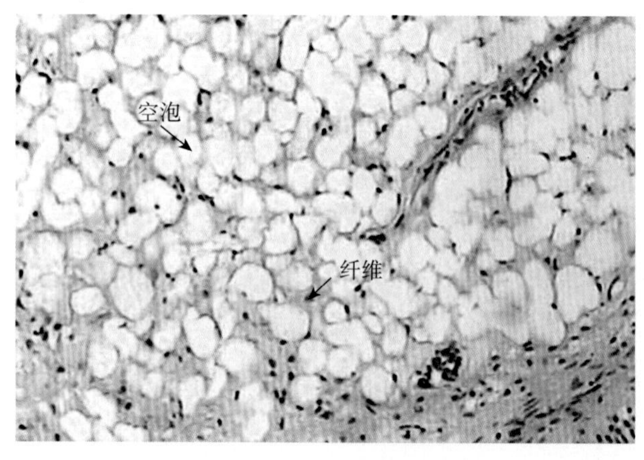

图9－8 牙髓网状萎缩

4. 牙髓纤维性变

牙髓纤维性变是指牙髓细胞、血管和神经萎缩、减少甚至消失，纤维成分增多，粗大的纤维束呈现均质性红染的玻璃样变。肉眼观牙髓苍白坚韧，多见于老年人。

第三节 牙髓坏死

牙髓坏死多为未经治疗的各型牙髓炎发展的最终结局。此外，牙外伤、医源性损伤、理化刺激等均可引起牙髓坏死。老年人的牙髓因严重营养不良而致退行性变，也可导致牙髓渐进性坏死。若牙髓坏死伴有腐败菌感染时，称牙髓坏疽。

【临床特点】

一般无自觉症状，患者常因牙冠变色而就诊。多数有牙髓炎病史或牙外伤史、正畸治疗史。临床检查牙体多呈灰色或暗黄色，多数患牙有较深的龋洞，无探痛，牙髓活力测试无反应。

【病理变化】

肉眼观牙髓呈暗黑色或灰褐色的条索或碎片。镜下观察牙髓结构消失，细胞核固缩、碎裂、溶解，整个牙髓为一片无结构红染的颗粒。

若牙髓坏死伴有腐败菌感染，牙髓组织呈黑绿色，开髓时多有恶臭气味。

知识链接

"死髓牙"更需保护

有的人可能有这样的体验，开始牙疼时未做任何治疗，过一段时间牙就不疼了，于是就更不重视了。但这往往是牙髓坏死已经发生，而不是牙髓炎自己好了。

坏死的牙髓比健康牙髓更有利于细菌滋生繁殖，即所谓的"引菌作用"，如果不治疗，会进一步出现牙变色、根尖周炎或牙根从内部吸收的现象。不少人认为，既然牙髓都坏死了，那就只能拔牙了，其实这种想法是错误的。牙齿不可轻易拔掉，一定要尽力挽救，最好的办法是及时做根管治疗，最大限度保留患牙。但死髓牙及经过治疗的无髓牙因失去营养会变得较为脆弱，如果牙尖过陡或咀嚼硬物，易致牙折断。因此根管治疗后，要调整咬合关系，必要时需做全冠或桩核冠保护，不要咬过硬的食物。

第四节　牙体吸收

牙体吸收分为生理性吸收和病理性吸收两种类型。生理性吸收发生在乳恒牙交替时乳牙根的吸收；病理性吸收包括牙内吸收和牙外吸收两种。

一、牙内吸收

牙内吸收是指从牙髓腔内壁开始向牙表面的吸收。一般多发生在受过外伤的牙、再植牙、正畸治疗的牙和做过活髓保存治疗的牙。慢性增生性牙髓炎也常合并牙内吸收，可能是由于某些刺激使正常牙髓变为炎性肉芽组织，从而激活破骨细胞，导致髓腔由内向外的吸收过程。

【临床特点】

牙内吸收多发生在单个牙，必须去除髓腔内肉芽组织做根管治疗才能使吸收停止。一般无自觉症状，也可有冷热痛，严重时有自发性阵发性疼痛。冠部发生吸收，且吸收接近表面时，红色肉芽组织可透过薄层牙体，使牙冠呈粉红色。严重者可致患牙穿孔、破损甚至折断。X 线片可见患牙有圆形或卵圆形透射区，或髓腔呈边缘不规则增大的透射区。

【病理变化】

镜下可见牙髓部分或全部被炎性肉芽组织取代，成牙本质细胞和前期牙本质消失，髓腔面有牙本质吸收后的不规则凹陷，凹陷内可见破骨细胞（图 9－9）。有时可见吸收和修复两种过程同时存在。

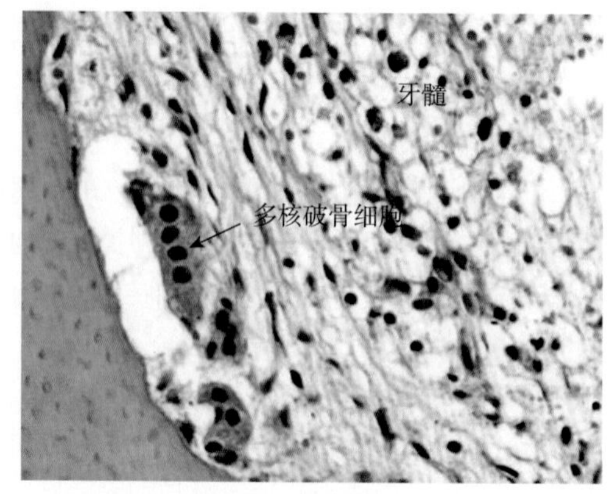

图 9－9　牙内吸收

二、牙外吸收

牙外吸收是指从牙体表面开始的吸收过程，好发于恒牙根部。发病原因有：①炎症性吸收，如慢性根尖脓肿、根尖肉芽肿、牙周炎有深牙周袋时；②肿瘤或囊肿压迫性吸收，如根尖附近的肿瘤或囊肿可使根尖受压移位的同时发生吸收；③完全阻生或埋伏牙也可压迫邻牙使其牙冠或牙根吸收；④再植牙、过大的咬合力和超过生理限度的正畸治疗均可使牙根发生吸收。此外，正常成年人也有无任何明显原因的恒牙根吸收，但通常较轻微。

镜下可见患牙牙根表面出现蚕食状小凹陷。在吸收活动期，凹陷内可见破骨细胞；相对静止期则无破骨细胞。当刺激减弱或机体抵抗力增强时，凹陷可被新形成的牙骨质修复。

同步训练

一、填空题

1. 牙髓炎细菌感染的途径有______、______和________。
2. 急性牙髓炎疼痛的特点是________、________、________和________。

二、选择题

1. 牙髓病的主要病因是__________。
   A. 感染因素　　B. 物理因素　　C. 化学因素
   D. 创伤因素　　E. 其他因素
2. 牙髓充血的主要病理变化是__________。
   A. 炎症细胞渗出　　B. 大量红细胞渗出　　C. 血管扩张充血
   D. 炎性肉芽组织形成　　E. 血管壁通透性降低
3. 牙髓炎最常见的感染途径是__________。
   A. 深牙周袋　　B. 深龋　　C. 楔状缺损

D. 根尖孔　　E. 牙隐裂

4. 具有“热痛冷缓解”疼痛特征的是__________。

A. 急性浆液性牙髓炎　　B. 急性化脓性牙髓炎　　C. 慢性闭锁性牙髓炎

D. 牙髓息肉　　E. 慢性溃疡性牙髓炎

5. 关于牙髓坏死的叙述错误的是__________。

A. 胞核固缩、碎裂、溶解　　B. 牙体变色　　C. 开髓恶臭明显

D. 患牙易折断　　E. 合并腐败菌感染时称牙髓坏疽

6. 牙内吸收开始于__________。

A. 牙冠　　B. 釉质　　C. 牙骨质

D. 牙根　　E. 髓腔内壁

7. 急性化脓性牙髓炎形成脓肿的过程不包括__________。

A. 成牙本质细胞变性、坏死

B. 局部微循环障碍，组织缺氧

C. 大量中性粒细胞游出，并向炎症中心趋化

D. 中性粒细胞释放溶酶体酶，形成局限性小脓肿

E. 继续发展，形成多数小脓肿，最终整个牙髓迅速坏死液化

8. 慢性增生性牙髓炎易发生于__________。

A. 乳尖牙　　B. 乳切牙　　C. 恒尖牙

D. 恒切牙　　E. 乳磨牙

9. 成牙本质细胞体积变小，被挤压成堆，状似稻草束的是__________。

A. 牙髓纤维性变　　B. 髓石　　C. 牙髓网状萎缩

D. 成牙本质细胞空泡性变　　E. 牙髓坏死

10. 有关牙髓息肉的描述错误的是__________。

A. 充满或突出于龋洞

B. 含神经纤维很少，对刺激不敏感

C. 早期多由新生毛细血管、成纤维细胞和散在的炎症细胞构成

D. 溃疡型呈红色或暗红色，探诊易出血

E. 上皮型为粉红色，探诊易出血

11. 急性化脓性牙髓炎正确的描述是__________。

A. 牙髓液化坏死

B. 有大量淋巴细胞和浆细胞浸润

C. 病变局限，不易扩散

D. 常伴肉芽组织形成

E. 可导致牙髓发生营养不良和退行性变

12. 未经治疗的牙髓炎最常见的转归是__________。

A. 牙髓萎缩　　B. 牙髓纤维变性　　C. 牙髓坏死

D. 牙髓钙化　　E. 牙内吸收

13. 关于牙外吸收的病因，错误的是__________。
    A. 好发于恒牙牙根
    B. 从牙表面开始吸收
    C. 炎症或囊肿压迫可致牙根吸收
    D. 过大咬合力和正畸治疗不当可致根外吸收
    E. 正常成人不会有牙外吸收
14. 牙髓血管扩张充血，血管通透性增加，液体渗出，组织水肿，沿血管壁有中性粒细胞游出和纤维蛋白渗出，成牙本质细胞变性、坏死的是__________。
    A. 急性浆液性牙髓炎　　B. 牙髓充血　　C. 慢性闭锁性牙髓炎
    D. 慢性溃疡性牙髓炎　　E. 急性化脓性牙髓炎
15. 关于牙髓钙化，以下错误的是__________。
    A. 髓石多见于冠髓
    B. 髓石一般不引起临床症状
    C. 髓石均不含牙本质小管样结构
    D. 弥漫性钙化常见于根髓内
    E. 髓石可游离于髓室内或附着于髓室壁

第十章 根尖周病

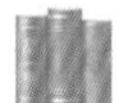

知识要点

1. 急性根尖周炎、慢性根尖周炎的病理变化特点。
2. 急、慢性根尖周炎的临床特点。

根尖周组织包括牙骨质、牙周膜和牙槽骨。根尖周病是指发生在根尖周组织的炎症性疾病，病变多继发于牙髓病，特别是牙髓炎，如不及时治疗，感染通过根尖孔扩散到根尖周组织，刺激根尖周组织引起炎症反应。

【病因】

1. 细菌感染

细菌感染是引起根尖周病的主要致病因素。感染主要来源于牙髓炎和牙髓坏死，感染物质可存在于主根管、侧支根管和牙本质小管中。感染根尖周组织的细菌种类繁多，大多为混合感染。感染途径有：①牙髓炎和牙髓坏死时，细菌、毒素及炎性渗出物等通过根尖孔进入根尖周组织；②深牙周袋中的细菌和毒素直接扩散至根尖周组织；③菌血症、毒脓血症时，细菌偶可经血液扩散至根尖周组织。

2. 物理因素

物理因素包括：①急剧的外力引起的根尖周组织创伤，如跌倒、碰撞、咀嚼硬物等；②医源性因素引起的根尖周组织损伤，如根管治疗时器械穿出根尖孔，损伤根尖周组织，并同时将细菌带入；牙齿充填后未能恢复正常咬合所造成的根尖部创伤。

3. 化学因素

化学刺激引起的根尖周炎多为医源性的，常因根管治疗时用药不当所致。如亚砷酸用量过多或封药时间过长，或酚、醛等腐蚀性药物渗出根尖孔外。

除以上病因外，免疫因素在根尖周病的发生、发展中也起着重要作用。根管内的细菌及其代谢产物、坏死牙髓的分解产物、某些药物中的半抗原等均可与体内蛋白结合，引起免疫反应，使病变逐渐扩大。

第一节 急性根尖周炎

急性根尖周炎可由牙髓炎或牙髓坏死发展而来，少数由咬合创伤或外伤引起，临床上最多见的是慢性根尖周炎的急性发作。一般分为急性浆液性和急性化脓性炎症两个阶段。

一、急性浆液性根尖周炎

急性浆液性根尖周炎的病程较为短暂，如机体抵抗力弱，细菌毒力强，局部引流不畅，则病变可发展为急性化脓性炎症；反之，如机体抵抗力强，细菌毒力弱，炎性渗出物得到引流但未彻底治疗，病变可转变为慢性。

【临床特点】

病变之初，由于根尖周炎性渗出物增加，根尖部压力升高，患牙被顶起，临床表现为患牙浮出发胀感和咬合时有早接触，可有轻微疼痛，但咬紧患牙时疼痛缓解。随着病情发展，患牙浮出感逐渐加重，并有自发性、持续性钝痛，叩痛和咬合痛，疼痛不受温度变化的影响，且能准确定位。

【病理变化】

急性浆液性根尖周炎是急性根尖周炎的早期。病变局限于根尖区牙周膜内，镜下可见牙周膜血管扩张、充血、浆液渗出、组织水肿，少量中性粒细胞浸润。

二、急性化脓性根尖周炎

急性化脓性根尖周炎又称急性牙槽脓肿，常由急性浆液性根尖周炎发展而来，也可为慢性根尖周炎急性发作。

【临床特点】

急性化脓性根尖周炎在临床上可分为以下三个阶段：

1. 根尖周脓肿

脓液最初聚集在根尖孔下方，患牙浮出感明显，有自发性、持续性跳痛，咬合或叩击时疼痛加重。

2. 骨膜下脓肿

当脓液穿破牙槽骨聚集在骨膜下形成骨膜下脓肿时，由于致密的骨膜张力较大，局部压力升高，疼痛最剧烈。患牙叩痛、压痛明显，牙龈红肿，扪诊有深部波动感。常伴有发热、全身不适，区域淋巴结肿痛。

3. 黏膜下或皮下脓肿

脓液穿破骨膜到达黏膜下，形成黏膜下脓肿时，由于局部张力降低，疼痛减轻，但局部肿胀更加明显，根尖区常呈半球形隆起，扪诊时有明显波动感。如脓液不能及时引流，可向周围组织扩散，引发广泛的化脓性炎症，面部相应部位出现弥漫性红肿、疼痛和张口受限。黏膜下脓肿破溃排脓后，使急性炎症转为慢性，常有瘘管形成。炎症波及皮下时可引起皮下脓肿，破溃后形成皮瘘。

X 线检查：急性根尖周炎仅显示根尖周间隙增宽，围绕根尖周的硬骨板不如正常清楚或改变不明显。若是慢性根尖周炎急性发作，在 X 线片上可显示根尖周组织被破坏的透射区。

【病理变化】

急性化脓性根尖周炎以大量中性粒细胞浸润为主（图 10－1），局部组织坏死，中性粒细胞崩解，释放蛋白溶解酶，使坏死组织液化，脓肿形成。镜下观察，脓肿中心为崩解液化的组织和脓细胞，周围围绕中性粒细胞，边缘区可见巨噬细胞、淋巴细胞浸润。早期炎症局限在根尖区牙周膜中，炎症继续发展，向邻近的骨髓腔扩展，形成局限性牙槽突骨髓炎，称急性牙槽脓肿。

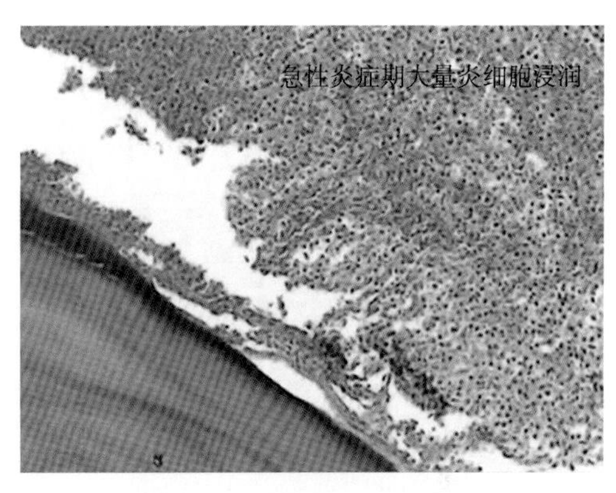

图 10－1 急性化脓性根尖周炎

脓肿形成后，脓液从组织结构薄弱之处排脓。常见的排脓途径有：①经黏膜下或皮下排脓，此为病变自然发展的主要排脓方式；②经根管自龋洞排脓，为最理想的排脓途径，对牙周破坏较小；③经牙周袋排脓，或经牙周膜自龈沟排脓，多见于乳牙和有深牙周袋的牙。

第二节 慢性根尖周炎

慢性根尖周炎是指由于根管内的感染或病原刺激物长期缓慢刺激而导致的根尖周组织的慢性炎性反应，常表现为炎性肉芽组织增生和牙槽骨的破坏，疼痛一般不明显。当机体抵抗力下降时，可急性发作。慢性根尖周炎的常见类型有根尖周肉芽肿、慢性根尖周脓肿和根尖周囊肿。

一、根尖周肉芽肿

根尖周肉芽肿是慢性根尖周炎的主要病变类型。根尖周牙周膜受根管内感染或病原刺激物的影响，形成炎性肉芽组织，使根尖区正常组织被肉芽组织取代。极少数也可由急性化脓性根尖周炎转变而来。

【临床特点】

患牙多有深龋或为死髓牙，临床大多无明显自觉症状。部分患者自觉牙有轻度伸长，咀嚼无力或不适，偶有疼痛。X 线检查，可见根尖区边界清楚的圆形透射区，直径一般不超过 1cm，周围骨质正常或稍致密。

【病理变化】

肉眼观察，患牙根尖部附有一团软组织，表面光滑有被膜，并与牙周膜相连，故临床可随患牙一同拔出。镜下观察，根尖区有增生的肉芽组织团块，主要由新生的毛细血管、成纤维细胞和各种炎细胞构成（图 10－2）。炎细胞有淋巴细胞、浆细胞、巨噬细胞和少量中性粒细胞，还可见巨噬细胞吞噬脂质后形成的泡沫细胞。有的可见胆固醇晶体在制片过程中被有机溶剂溶解后留下的针状裂隙。肉芽组织外常有纤维组织包绕。根尖区牙骨质和牙槽骨有吸收。

根尖周肉芽肿内常可见增生的上皮团或上皮条索相互交织成网状（图 10－3）。上皮可能来源于：①牙周膜的 Malassez 上皮剩余；②经瘘道口长入的口腔上皮；③牙周袋袋壁上皮；④呼吸道上皮，见于病变与上颌窦或鼻腔相通的病例。

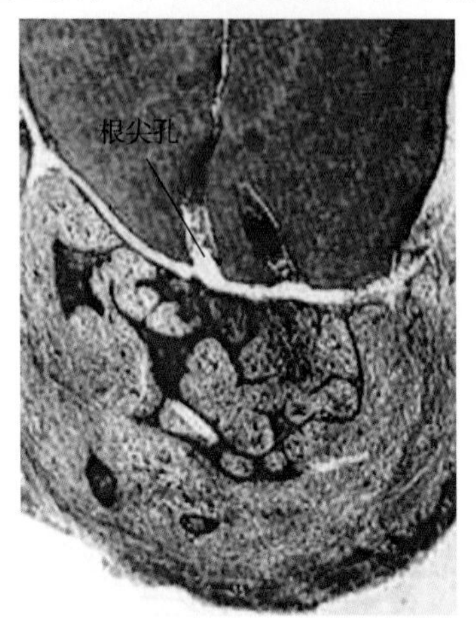

图 10－2　根尖周肉芽肿

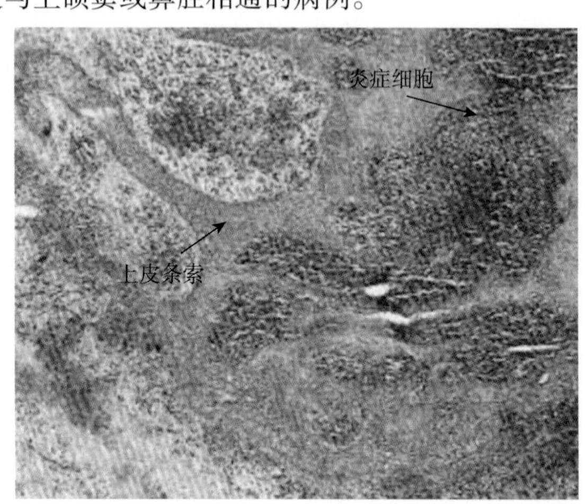

图 10－3　上皮性根尖周肉芽肿

【根尖周肉芽肿的发展变化】

根尖周肉芽肿随机体抵抗力、病原刺激强度的变化，其组织病理可发生一些改变：

1. 迁延不愈

当机体抵抗力增强而病原刺激较弱时，肉芽组织中纤维成分增多，牙槽骨和根尖周牙骨质吸收暂停或修复，使病变缩小；反之，肉芽组织中炎细胞成分增多，破骨细胞被激活，牙槽骨和根尖周牙骨质出现吸收，病灶扩大。

2. 形成脓肿

根尖周肉芽肿体积较大时，中心可因缺血而发生坏死、液化形成脓肿；如急性发作则转化为急性牙槽脓肿。脓液可自行穿破骨壁，在相应的根尖区牙龈上形成龈瘘，可长期排脓，并可转化为慢性病变。

3. 形成囊肿

根尖周肉芽肿内上皮的炎性增生可通过以下方式形成根尖周囊肿：一是增生的上皮团中心因营养障碍而发生坏死、液化，形成囊肿；二是上皮增生呈网状，网眼内的肉芽组织变性坏死后形成囊肿；三是肉芽肿转变为牙槽脓肿时，增生的上皮覆盖整个脓腔，待炎症减轻后转变成囊肿。

4. 致密性骨炎

有些年轻患者抵抗力强，在病原刺激轻微时，炎症减轻，吸收的牙槽骨重新沉积，骨小梁增粗，骨髓腔缩小，骨密度增大，骨髓中纤维组织增生。吸收破坏的根尖周牙骨质也出现修复，甚至过度增厚。X 线片显示根尖周局灶性阻射影，与正常骨分界不清，称致密性骨炎。

二、慢性根尖周脓肿

慢性根尖周脓肿又称慢性牙槽脓肿，可由急性牙槽脓肿经应急处理或自行穿破引流后未能彻底治疗所致，也可由根尖周肉芽肿发展而来。

【临床特点】

患者多无明显自觉症状，部分患者有咀嚼不适或咀嚼痛。患牙多有龋坏并有牙髓炎病史。有瘘管形成者可见患牙相对应的皮肤或黏膜上有瘘管口，有时有脓液排出。当机体抵抗力降低或瘘管口被阻塞时，可转变为急性脓肿。X 线检查可见根尖周呈边界模糊的不规则透射区，其周围骨质较疏松而呈云雾状（图 10－4）。

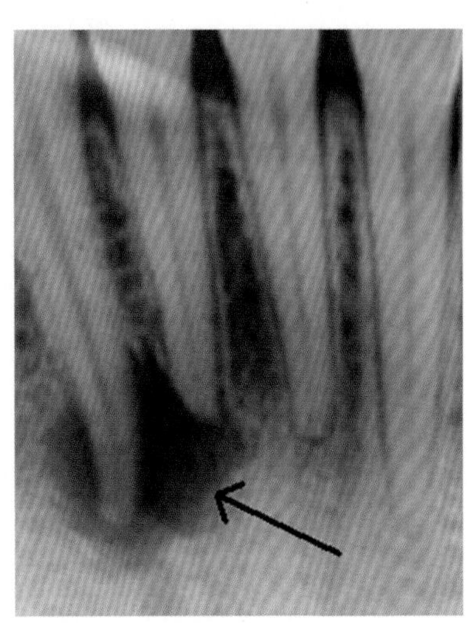

图 10－4 慢性根尖周脓肿 X 线表现

【病理变化】

肉眼观察，拔下的患牙，根尖区有污秽的脓性分泌物黏附，根尖粗糙不平。镜下观察，根尖区牙周膜内脓肿形成，脓肿中央为液化坏死组织及脓细胞，周围有炎性肉芽组织，外围为纤维组织包绕。根尖部牙骨质及牙槽骨吸收破坏，如脓肿穿破黏膜或皮肤，可形成龈瘘或皮瘘，瘘管壁可有复层鳞状上皮衬里。

三、根尖周囊肿

根尖周囊肿是颌骨内最常见的牙源性炎症性囊肿（图 10－5），通常由根尖周脓肿或根尖周肉芽肿发展而来。

【临床特点】

一般无自觉症状，部分患牙有咀嚼不适感。根尖周囊肿通常与死髓牙或残根相连，患牙牙体无光泽，呈灰色。囊肿大小不等，较大时可使颌骨膨胀，骨质吸收变薄，扪诊有乒乓球感。X 线显示，根尖区有一圆形或卵圆形透射区，边缘整齐，轮廓清晰，部分病例透射区周围有薄层阻射线（图 10－6），这与囊肿发展缓慢、周围骨组织修复改建有关。

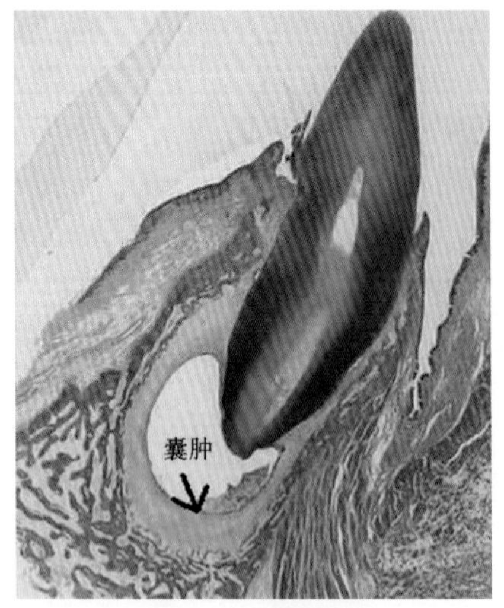

图 10－5　根尖周囊肿

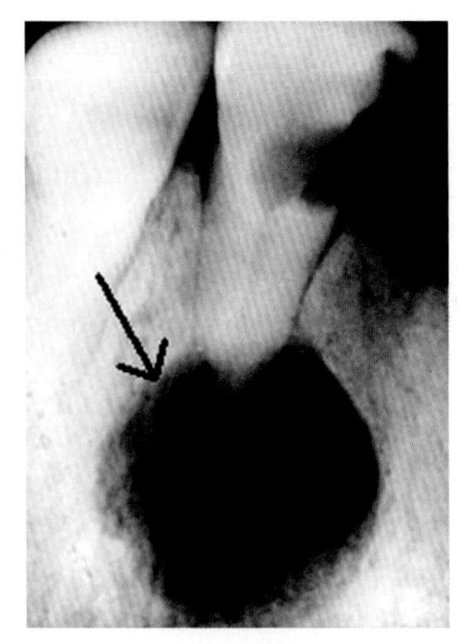

图 10－6　根尖周囊肿 X 线表现

【病理变化】

肉眼可见囊肿大小不等，囊腔内为棕黄色透明囊液。镜下观察，囊壁内衬无角化的复层鳞状上皮，上皮衬里厚薄不均，因炎症刺激常有上皮钉突不规则增生，纤维组织囊壁中有炎症细胞浸润，主要为淋巴细胞、浆细胞和少量中性粒细胞。囊壁内可有含铁血黄素、胆固醇晶体沉积（图 10－7）。有时囊壁内可见透明小体，为弓形或环形发夹状，嗜伊红染色。

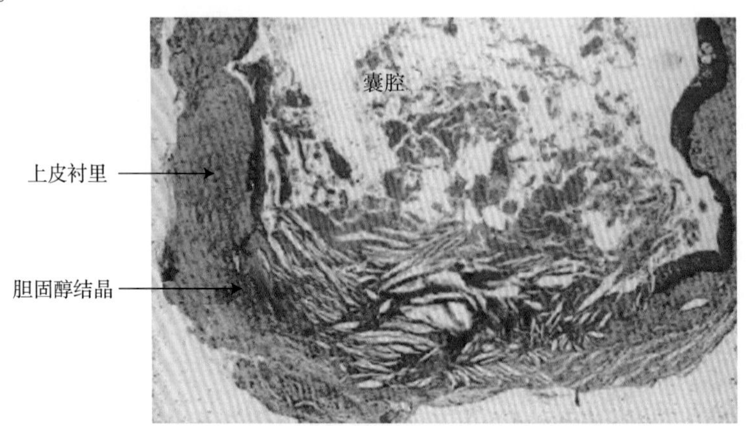

图 10－7　根尖周囊肿镜下表现

同步训练

一、填空题

1. 慢性根尖周炎的常见类型有__________、__________。
2. 急性根尖周炎主要病变特点是__________。

3. 根尖周炎可引起牙骨质和__________吸收。

二、选择题

1. 根尖周病常继发于__________。
   A. 牙髓炎和牙髓坏死 B. 根管治疗用药不当 C. 外伤
   D. 咬合创伤 E. 牙周炎
2. 下列不是急性根尖周炎临床表现的是__________。
   A. 疼痛能准确定位
   B. 疼痛不能准确定位
   C. 患牙浮起、松动
   D. 伴有全身症状
   E. 脓肿一旦穿破组织表面，疼痛缓解
3. 根尖周囊肿的病理变化，除了__________。
   A. 囊壁内衬复层鳞状上皮
   B. 基底层上皮细胞呈柱状，胞核呈栅栏状排列
   C. 囊壁内常有淋巴细胞和浆细胞浸润
   D. 常有胆固醇晶体
   E. 可见透明小体
4. 急性根尖周炎主要表现，错误的是__________。
   A. 咬合痛 B. 瘘管 C. 肿胀
   D. 可伴有全身症状 E. 叩痛
5. 根尖周肉芽肿的 X 线表现为__________。
   A. 根尖周牙槽骨保持完整
   B. 根尖周牙槽骨不规则破坏
   C. 根尖周牙槽骨呈现清楚的圆形透射区
   D. 根尖周牙槽骨与根尖融合
   E. 根尖破坏影像不清
6. X 线上显示根尖区边界清楚的透光区是__________。
   A. 根尖周肉芽肿 B. 根尖周囊肿 C. 慢性根尖周脓肿
   D. 牙髓炎 E. 急性根尖周炎

第十一章　牙周组织病

知识要点

1. 慢性龈炎的病因和临床表现。
2. 慢性龈炎的病理变化。
3. 牙周炎的病因和临床表现。
4. 牙周炎的病理变化。

牙周组织病和龋病是口腔疾病中两大类常见病和多发病。本章所讲述的牙周组织病是指发生在牙齿支持组织的疾病，根据其发病部位主要有牙龈病和牙周病两大类。牙龈病是指局限于牙龈组织的一类疾病，不侵犯深部牙周组织，牙周病则恰恰破坏牙周膜和牙槽骨等深部支持组织。牙龈炎和牙周炎是牙周组织病中最常见的两类。

第一节　牙　龈　病

牙龈病主要分为两类，牙菌斑性牙龈病和非菌斑性牙龈病，其中常见的为慢性龈炎，病变局限于牙龈组织，不侵犯深部牙周组织。除此之外，牙龈病还包括一些其他疾病出现在牙龈上的病损，如剥脱性龈病损等。

一、慢性龈炎

慢性龈炎主要局限于牙龈组织的边缘部位，又称边缘性龈炎。当病变主要局限于龈乳头时，则称牙龈乳头炎。该病可以长期单独存在，其中有一小部分可发展成为牙周炎，牙龈炎和牙周炎二者并不一定存在因果关系。

【病因】

主要为口腔细菌及其毒性产物引发的牙龈组织的慢性非特异性炎症。除此之外，软垢、牙石、食物嵌塞及不良修复体等均可促进或加重炎症的发展。

【临床特点】

龈缘及龈乳头发红、光亮、松软、易出血。特别是受到机械刺激，如刷牙或咬硬物时均可引起出血。龈沟内有少量渗出物。有的龈缘肿胀增生较明显，亦称为增生性龈炎。

【病理变化】

病变局限于游离龈、龈乳头和龈沟底附近。龈沟上皮增生，上皮钉突会伸长或交织成网状。在龈沟上皮下方可见血管扩张、充血，组织水肿，并有大量淋巴细胞和中性粒细胞、少量浆细胞和巨噬细胞浸润，胶原纤维变性破坏（图 11－1）。

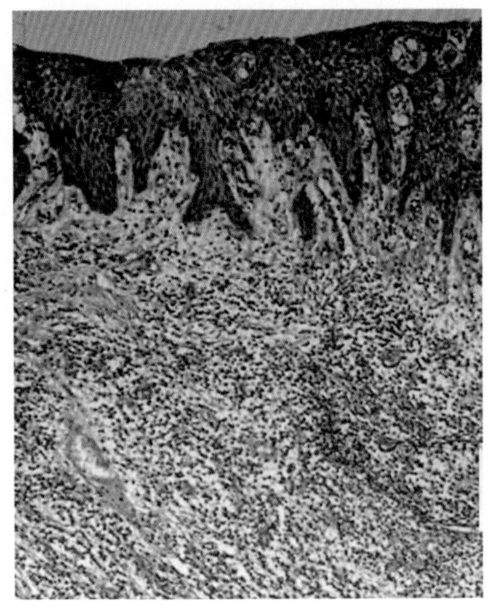

图 11－1　慢性龈炎

根据显微镜下表现可将慢性龈炎分为以下两种类型：

1. 炎症水肿型

结缔组织水肿，毛细血管明显增生、扩张、充血，大量淋巴细胞、中性粒细胞等浸润为主。

2. 纤维增生型

主要见纤维结缔组织增生成束，在束间有浆细胞和淋巴细胞浸润。毛细血管增生不明显，炎症成分减少。

知识链接

慢性龈炎与心脏病

研究发现，慢性龈炎患者患心脏病的概率要比普通人高三倍，原因是某些细菌或代谢产物可以通过牙龈进入血液，进而影响肝脏，使其产生一种能够阻塞动脉的蛋白，造成动脉栓塞。科学家已经在脂肪状动脉栓塞中发现了一种口腔细菌，一些牙病患者如果同时患有心血管病，医生都在治疗口腔疾病前让患者服用抗生素，以防止口腔手术中大量微生物进入血液，引发细菌性心内膜炎。

二、龈增生

龈增生是指由多种因素引起的牙龈组织增生性疾病。

【病因】

主要是全身因素引起的，常常合并局部菌斑感染，导致牙龈的炎症性增生。如女性内分泌因素引起的青春期龈炎、妊娠期龈炎；长期服用抗癫药苯妥英钠、某些免疫抑制剂引起的药物性龈炎；维生素 C、蛋白质、叶酸等营养缺乏引起的牙龈增生等。

【临床特点】

牙龈弥漫性或局限性增生时，牙龈明显增大，可覆盖部分牙冠，形成假性牙周袋。与内分泌相关的龈增生多与女性经期、妊娠等密切相关，一旦青春期过后或月经结束、妊娠终了，则病变会逐渐恢复、消退；药物性龈增生，一旦停药也可逆转；苯妥英钠龈增生多发生于前牙唇侧，龈乳头增大，有时可见龈表面呈颗粒结节样改变；

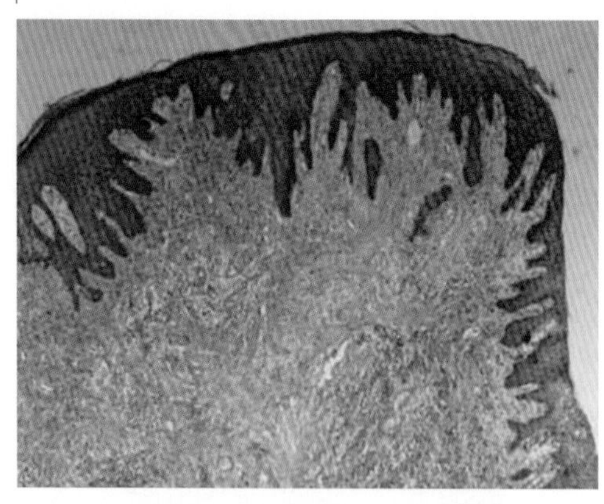

图 11－2　龈增生（合并感染）

维生素 C 缺乏者，牙龈呈紫红色肿胀，柔软易出血。

【病理变化】

龈增生的主要病理变化为纤维结缔组织增生。粗大的胶原纤维束类似瘢痕组织结构；还可出现胶原纤维水肿、变性及毛细血管增生、扩张、充血等变化。一般炎症不明显。龈增生合并口腔菌斑感染时，则与慢性龈炎并存，其病理变化也会出现炎症反应的一系列改变（图 11－2）。

三、急性坏死性溃疡性龈炎

急性坏死性溃疡性龈炎也称急性坏死性龈炎、奋森龈炎、战壕口炎等。本病并不常见，若发展为走马疳，死亡率极高。

【病因】

梭形杆菌和奋森螺旋体为本病主要病原菌，属厌氧菌，它们广泛存在于牙龈沟或牙周袋深部，一般不致病。当机体抵抗力下降，如高度营养不良而极度虚弱时，加上口腔不洁等局部因素，使细菌大量繁殖，毒性增强，引发本病。

【临床特点】

本病多发生于儿童，常突然发病，有严重的腐败性口臭，患部易出血。主要特征为牙龈的龈缘及龈乳头坏死，牙龈边缘呈蚕食状破坏缺失，表面覆以灰白色假膜（图 11－3）。坏死组织脱落后形成龈缘区的缺损。病变可为孤立或扩展为广泛的龈缘坏死。局部病损区可有灼痛、麻木和肿胀感，可伴有下颌下淋巴结肿大、发热等体征。严重时形成坏疽性口炎（走马疳），可导致严重的面颊部缺损。

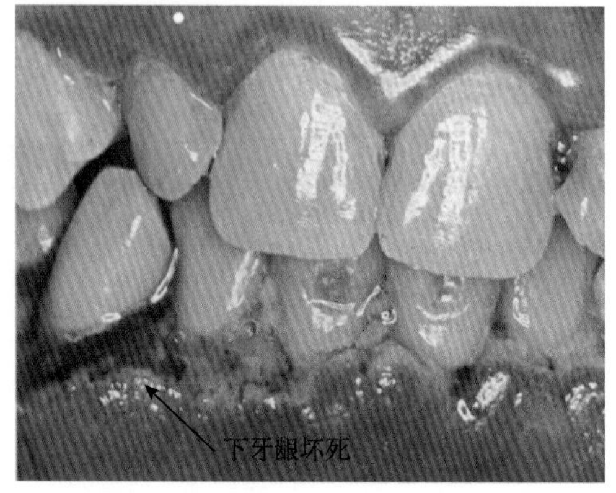

图 11－3　急性坏死性溃疡性龈炎

【病理变化】

本病为非特异性炎症改变，上皮表面覆盖无结构的坏死组织，并有大量纤维素渗出形成假膜，结缔组织纤维水肿，内含大量中性粒白细胞，为密集的炎症及组织坏死区。黏膜固有层内有大量炎细胞，毛细血管增生、扩张、充血。涂片检查，可发现大量梭形杆菌和奋森螺旋体。

第二节　牙 周 炎

牙周炎是一种多因素性疾病，其发生、发展过程是细菌微生物与宿主之间相互作用的结果。该病是由菌斑微生物引发的牙周组织感染性炎症性疾病。病变常从牙龈开始，逐渐向深部发展，破坏牙周膜及牙槽骨，最终引起牙齿松动、脱落，致使咀嚼功能丧失。因此，牙周炎是成年人牙齿脱落的主要原因。目前，世界卫生组织已将牙周健康列为人类保健水平的一项重要指标。

【病因】

牙菌斑是牙周炎发病的始动因素。曾有人认为牙周炎的发病与全身因素有关，也有人认为是单纯因素引起的，但这些看法均不够全面。目前公认的是，各型牙周炎是多种细菌微生物联合作用的结果。研究表明，引起牙周炎的病原菌种类很多，其中与牙周炎发生关系最密切的病菌为牙龈卟啉单胞菌、放线共生放线杆菌。近年又发现了新的可疑致病菌，如福塞斯类杆菌、嗜麦芽糖密螺旋体、中间密螺旋体等。

菌斑通过与宿主之间相互作用而导致牙周组织破坏。宿主的防御过程分为两种：一是非特异性炎症反应，二是特异性的免疫应答反应。菌斑诱发初期的炎症过程，宿主的防御细胞在抵御外界病原微生物时，释放大量细胞因子，参与牙周组织的继发性损伤，在炎症的扩大和持续中发挥了重要作用。

此外，软垢、牙石等有利于菌斑的形成或损伤牙周组织，使之易受细菌感染，还可促进原有牙周病变的发展。软垢主要由细菌、真菌、白细胞和脱落的口腔上皮以及黏液、食物残渣等组成，其中的细菌及其产物能引起牙龈炎和牙周炎。牙石是沉积在牙面或龈沟内矿化了的菌斑及软垢，牙石的致病作用与它吸附大量的细菌及毒素，对牙龈造成机械性刺激和破坏有关。其他局部促进因素还有创伤性、食物嵌塞、不良修复体等。

宿主的易感性在牙周炎的发生、发展过程中起重要作用，它影响着牙周炎的发生、病变程度及预后。如遗传因素可增加牙周炎的易患性；糖尿病等系统性疾病可促进牙周炎的发展；内分泌紊乱、吸烟、口腔不洁、营养不良、精神压力等都是促进牙周炎发展的危险因素。

【临床特点】

牙周炎的主要临床特征为牙周溢脓和牙齿松动。在初期一般症状不明显，可有慢性龈炎的表现。随着病变的进展，可逐渐出现牙龈出血、牙周溢脓、口臭、咀嚼无力、牙齿松动、倾斜、伸长及移位等，严重时牙齿自行脱落。X线表现为牙槽嵴顶消失，牙槽骨的硬骨板不同程度吸收，牙周膜间隙变宽。严重时牙槽嵴部分或全部吸收、破坏、消失。

知识链接

牙周炎与 Down 综合征

Down 综合征又称先天愚型或染色体 21－三体综合征，是一种染色体异常引起的先天性疾病。患儿智力低下，发育迟缓，表现为面部扁平，眶距增宽，鼻梁低宽，颈部短粗。几乎 100% 患者有严重的牙周炎，表现为牙龈红肿，深牙周袋，牙齿松动，有时可有牙龈退缩。乳牙和恒牙都可能发病。研究表明，Down 综合征患者牙周发病的原因可能与细菌和中性粒细胞趋化功能低下有关。

【病理变化】

牙周炎的病理表现是一个逐渐形成、加重，而又不断变化的连续病变过程，受到菌斑微生物的刺激及宿主免疫和炎症反应等多种因素的影响。病理变化在活动期表现为进展破坏，静止期表现出修复性变化，是进展与静止不断交替的慢性变化过程。

1. 牙周炎的形成过程

牙周炎的形成是一个连续的过程，可分为始发期、早期病变、病损确立期和进展期四个阶段，各个阶段相互联系，逐步移行过渡，病变既可缓解、静止，又可持续性发展，直至牙松动、脱落。

（1）始发期　此期一般持续 2～4 天，表现为急性渗出性炎症反应。血管扩张充血，通透性增加。龈沟上皮和结合上皮周围的结缔组织内有大量中性粒细胞浸润，其下方为少量淋巴细胞和巨噬细胞（图 11－4），龈沟液渗出增多。此期如宿主的防御反应能有效地抵御微生物的侵袭和破坏，病变有可能停止不再发展。

（2）早期病变　此期可持续三周或更长时间，为急性炎症期，结合上皮下方结缔组织除了中性粒细胞增多外，开始出现大量的 T 淋巴细胞，还可见少量浆细胞和巨噬细胞（图 11－5）。结合上皮开始增生，形成钉突。临床可出现典型的牙龈炎表现。

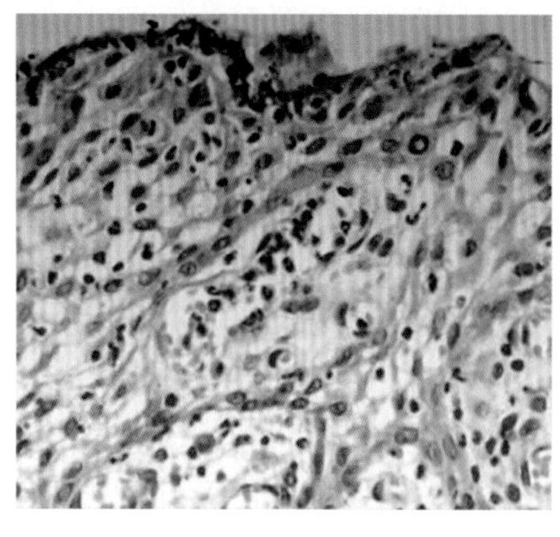

图 11－4　始发期

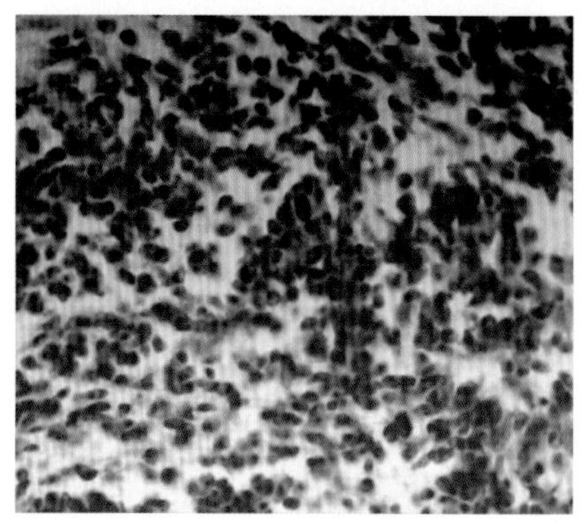

图 11－5　早期病变

（3）病损确立期　如宿主防御功能增强或治疗及时，炎症可被控制或逆转；否则可发展为难以逆转的破坏性病损，进入进展期。此期上皮下除了大量的中性粒细胞和 T

淋巴细胞之外，B 淋巴细胞不断增加，并可见大量浆细胞浸润。龈沟液内出现各种免疫球蛋白、补体等。结合上皮继续向根方增殖，形成浅牙周袋（图 11－6）。此时炎症仅限于软组织内，尚无明显牙槽骨吸收破坏，为慢性龈炎表现。该期为牙周炎治疗的关键期。

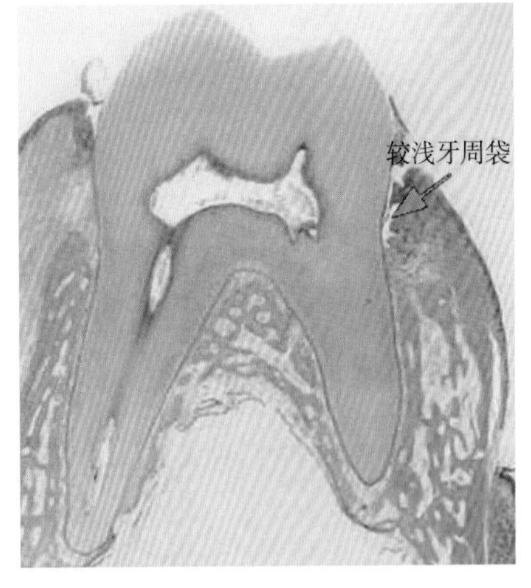

图 11－6　病损确立期

（4）进展期　为持续性炎症破坏过程，主要表现为结合上皮继续向深部增生，冠方与牙面剥离，形成深的牙周袋；基质及胶原纤维广泛变性、溶解、大部分丧失；破骨细胞活跃，牙槽骨明显吸收、破坏明显；炎症浸润向深部蔓延，牙周袋内炎性渗出物、抗体、补体增多。临床逐渐表现为牙周溢脓、牙齿松动等症状。此期如不控制，最终可导致牙齿松动、脱落（图 11－7）。

2. 修复期牙周炎的病理变化

龈沟上皮和结合上皮周围的炎症明显减轻，可见大量新生的纤维结缔组织聚集成束状（图 11－8）和部分新生的毛细血管，其间有少量慢性炎细胞浸润；牙槽骨吸收呈静止状态，一般看不到破骨细胞。原有吸收的陷窝内有新的类骨质形成；牙根面被吸收的牙骨质也有新生现象。

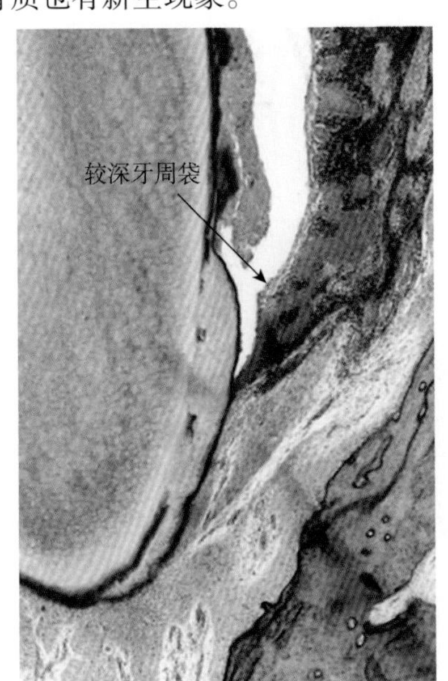

图 11－7　进展期牙周炎

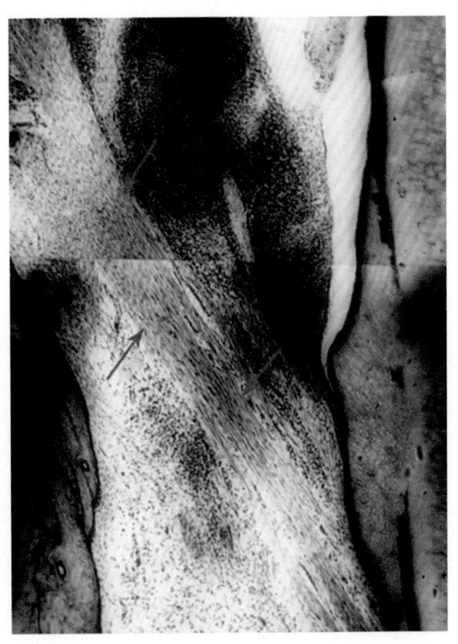
图 11－8　修复期牙周炎组织的病理变化

（箭头所指为纤维结缔组织聚集成束状）

牙周袋的类型在临床病理上分为三种情况（图 11－9）：

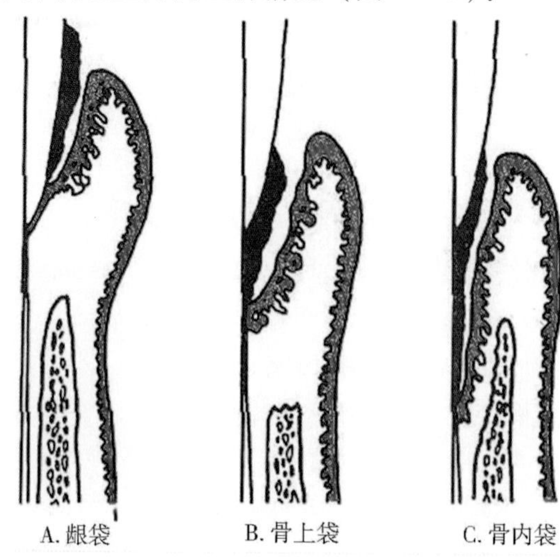

图 11－9　牙槽骨吸收与牙周袋的类型模式图

（1）龈袋　亦称假性牙周袋，牙槽骨尚无明显吸收，牙槽骨高度并未丧失，仅仅是牙龈组织增生、肿胀而导致的龈缘覆盖牙冠形成的龈袋。

（2）骨上袋　由于牙槽嵴水平状吸收，其高度明显降低，牙周袋底在牙槽嵴顶的冠方，导致形成骨上袋（图 11－10）。

（3）骨内袋　由于牙槽骨发生垂直性吸收，牙槽骨的高度变化不明显。牙周袋底在牙槽嵴顶的下方，位于牙根面与牙槽骨之间，称为骨内袋，又称骨下袋。此时，牙根周围的固有牙槽骨吸收、破坏明显（图 11－11）。

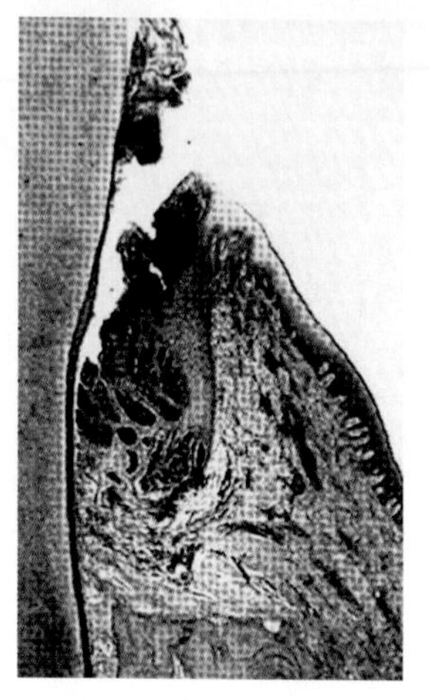

图 11－10　骨上袋

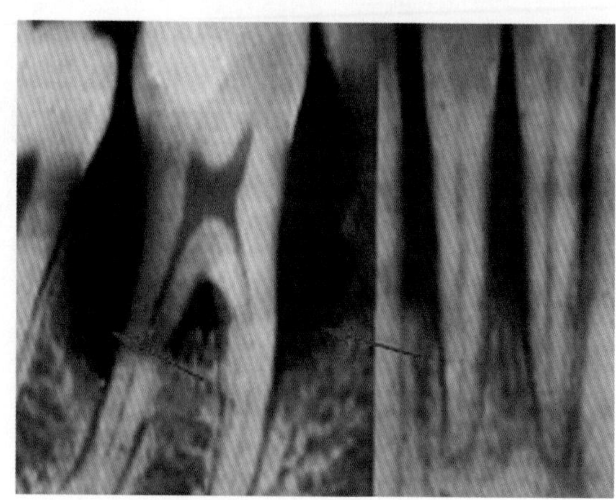

图 11－11　骨内袋

同步训练

一、填空题

1. 牙周炎的发展是一个连续的过程，根据发展过程中的不同病理变化，将其分为__________、__________、__________和__________四个阶段。

2. 牙周组织病根据其发病部位包括__________和__________。

3. 牙槽骨吸收与牙周袋形成在临床病理上可分为三种情况，分别是__________、__________和__________。

二、选择题

1. 慢性龈炎的病理变化主要有__________。
   A. 牙龈上皮出血
   B. 牙龈上皮增生
   C. 牙龈上皮脓肿
   D. 龈沟壁处有炎症细胞浸润
   E. 沟内上皮向根方增殖

2. 最常见的牙龈病是__________。
   A. 慢性龈炎　B. 药物性龈炎　C. 妊娠期龈炎
   D. 奋森龈炎　E. 青春期龈炎

3. 牙周炎病损确立期的主要病理变化是__________。
   A. 结合上皮和沟内上皮下有炎细胞浸润
   B. 沟内上皮向根方增殖
   C. 结合上皮向根方增殖
   D. 牙周袋形成牙槽骨未吸收
   E. 牙周袋形成牙槽骨吸收

4. 引起慢性龈炎的主要原因是__________。
   A. 软垢　B. 残冠　C. 溃疡
   D. 牙石　E. 菌斑

5. 下列不是静止期牙周炎的病理变化为__________。
   A. 沟内上皮和袋壁上皮增生明显
   B. 牙周膜炎症反应明显减少
   C. 牙槽骨的吸收呈静止状态
   D. 牙槽嵴出现新骨形成
   E. 牙骨质表面出现类骨质

6. 牙周炎治疗的关键期是__________。
   A. 始发期　　B. 早期病变　　C. 病损确立期
   D. 进展期　　E. 以上均是
7. 慢性龈炎的表现不包括__________。
   A. 龈乳头溢浓　　B. 龈乳头充血红肿　　C. 刷牙、进食可引起龈出血
   D. 龈沟内有渗出物　　E. 龈乳头光亮
8. 牙周炎进展中有明显牙槽骨吸收的一期是__________。
   A. 始发期　　B. 早期病变　　C. 病损确立期
   D. 进展期　　E. 以上均是
9. 龈袋是指__________。
   A. 假性牙周袋　　B. 骨上袋　　C. 骨下袋
   D. 龈沟　　E. 以上均是
10. 牙槽骨发生垂直性吸收会形成__________。
   A. 假性牙周袋　　B. 骨上袋　　C. 骨下袋
   D. 龈沟　　E. 以上均是

第十二章　口腔黏膜病

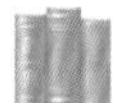

知识要点

1. 口腔黏膜病的基本病理变化。
2. 常见口腔黏膜病的病因、临床特点和病理变化。

口腔黏膜病是指发生在口腔黏膜及其软组织中的疾病的总称。该类疾病可以单独发生于口腔黏膜，也可同时合并皮肤病变，有一些则是全身疾病在口腔的表征，给临床诊断和治疗带来一定的困难。因此，只有通过专业临床实践，才能不断加深对口腔黏膜病的认识和了解。本章主要介绍口腔黏膜病的基本病理变化及一部分常见的口腔黏膜病的临床病理。

第一节　口腔黏膜病的基本病理变化

一、过度角化

过度角化又称角化亢进，是指黏膜或皮肤的角化层过度增厚，临床上局部表现为乳白色或灰白色。在组织学上可将其分为过度正角化和过度不全角化两种。

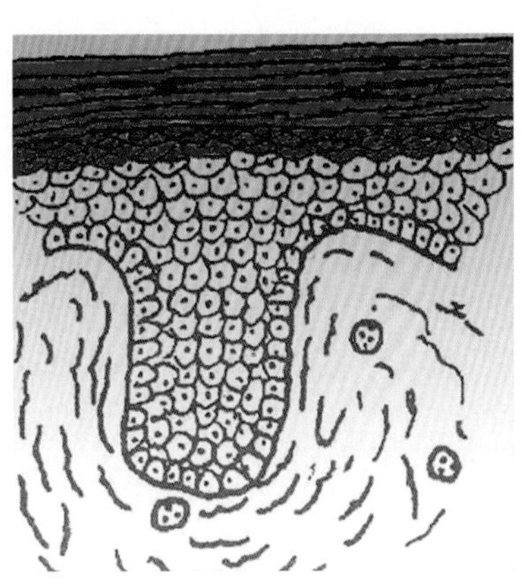

图 12－1　过度正角化模式图

过度正角化是角化层增厚，或者在不该有角质层的区域出现较厚的角质层，细胞界限不清，细胞核消失，伴有粒层增厚，且透明角质颗粒明显增多（图 12－1、图 12－2）。过度不全角化为该处黏膜发白或颜色变化不明显，增厚的角化层中胞核未分解消失，有残留固缩的细胞核，粒层增厚不明显（图 12－3）。

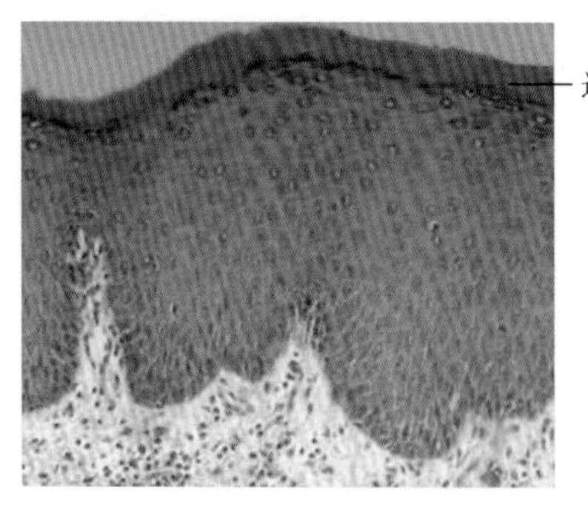

图 12－2 黏膜白斑的过度正角化

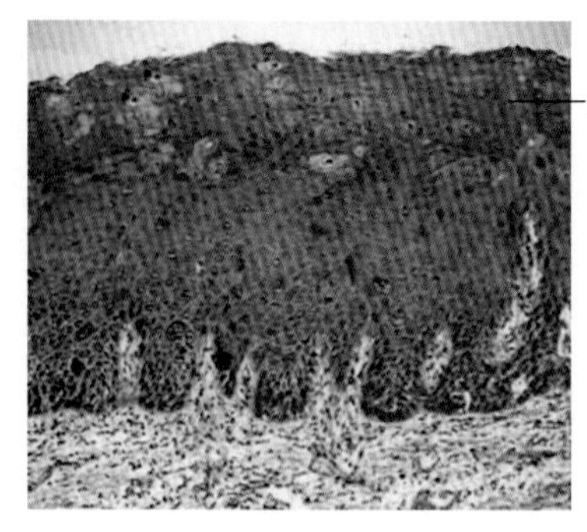

图 12－3 黏膜白斑的过度不全角化

二、角化不良

角化不良又称错角化，是上皮的异常角化，是指在上皮棘层或基底层内出现的个别或一群细胞发生角化（图 12－4），可分为良性角化不良和恶性角化不良。良性角化不良不出现细胞异型性，恶性角化不良则会有细胞形态异常。

三、上皮异常增生

上皮异常增生是指上皮组织结构总的紊乱，个别细胞改变称非典型性增生。上皮异常增生病理变化可表现为：①上皮基底细胞极性消失；②出现一层以上基底样细胞；③核浆比例增加；④上皮钉突呈水滴状；⑤上皮层次紊乱；⑥核有丝分裂象增加，可见少数异常有丝分裂；⑦上皮浅表 1/2 处出现有丝分裂；⑧细胞多形性；⑨细胞核脓染；⑩核仁增大；⑪细胞黏着力下降；⑫在棘细胞层中单个或成团细胞角化。根据以上各项出现的数目，分为轻、中、重度上皮异常增生（图 12－5）。

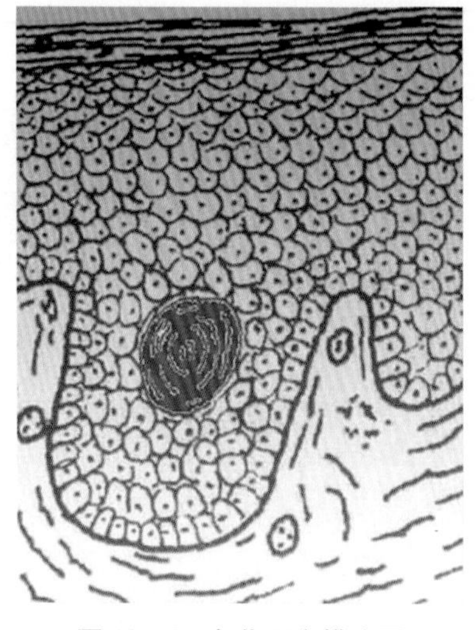

图 12－4 角化不良模式图

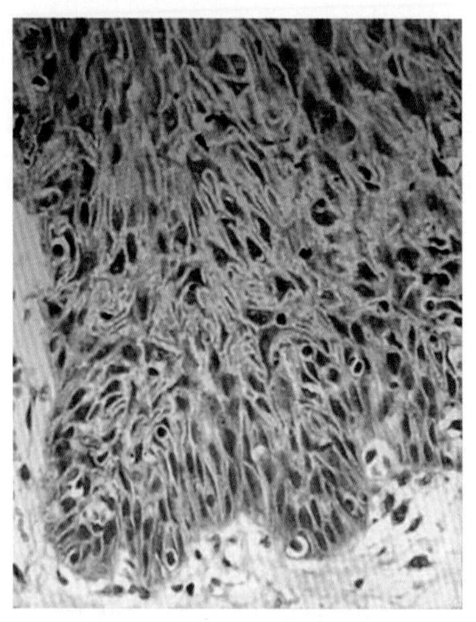

图 12－5 上皮异常增生

四、基底细胞空泡性变及液化

基底细胞内水肿，胞体肿大，胞质清亮呈空泡状称空泡性变；水肿严重时，基底细胞即发生液化、溶解，导致基底细胞排列不齐，基底膜不清，甚至消失。这种病变常见于红斑狼疮和扁平苔藓。

五、棘层松解

棘层松解是指上皮棘层细胞间黏合物质及张力原纤维发生变性、断裂破坏，细胞间桥溶解，导致棘细胞间联系力松弛、断裂，严重时会失去联系，解离，在棘层形成裂隙或疱。此种病变常见于天疱疮等。

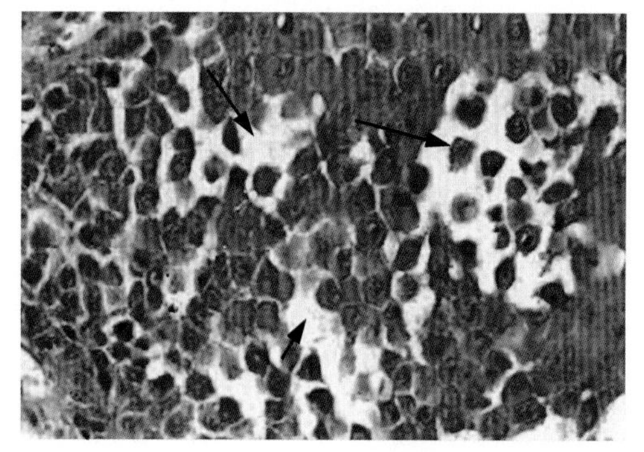

图 12－6 棘层松解

（箭头所指为棘层细胞失去联系形成的裂隙）

六、疱

疱为皮肤或黏膜内贮存液体而形成。疱的内容物有浆液（水疱）、血液（血疱）和脓液（脓疱）。一般情况下，疱凸出于黏膜表面，呈半圆形，有时周围会有红晕。疱的大小不一，直径超过 5mm 者称大疱。小的水疱直径在 1～3mm 左右，若聚集成簇，称为疱疹。口腔黏膜的疱很容易破裂，形成糜烂或溃疡，且不结痂皮。

在组织学上根据疱形成的部位可分为棘层内疱和基层下疱。前者是指疱在上皮棘层内或在基底层上，有棘层松解、分离，可见于天疱疮。后者是指疱在基底层之下，基底细胞变性，使上皮全层剥离，见于多形渗出性红斑、黏膜良性类天疱疮（图 12－7）。

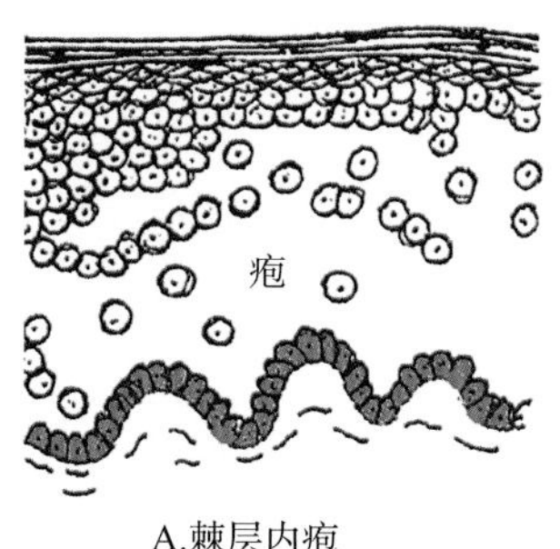

A.棘层内疱

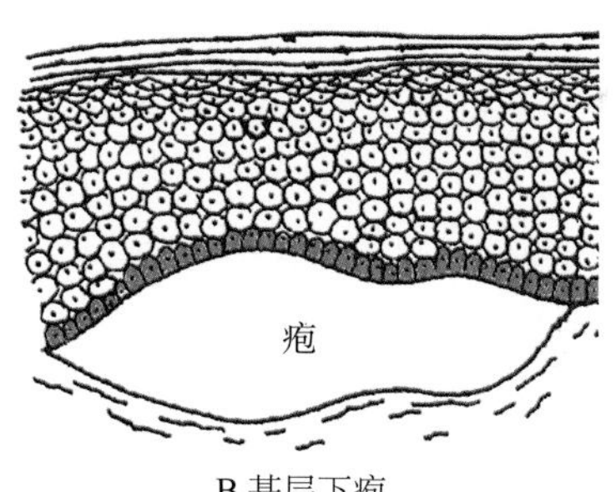

B.基层下疱

图 12－7 疱的形成部位

七、糜烂

糜烂为上皮浅层破坏，未侵犯上皮全层，可由机械刺激或药物烧伤引起，也可继发于水疱破溃后。糜烂面一般呈鲜红色，表面平滑且湿润，可有疼痛，痊愈后不会遗留瘢痕。

八、溃疡

溃疡是指黏膜或皮肤表层坏死脱落而形成的凹陷，可分为浅层溃疡和深层溃疡。浅层溃疡只破坏上皮层，愈合后不留瘢痕，如复发性阿弗他溃疡。深层溃疡则病变波及黏膜下层，痊愈后遗留瘢痕，如复发性坏死性黏膜腺周围炎。

九、假膜

假膜又称伪膜，呈灰白色或黄白色，常出现在溃疡表面。假膜由炎症渗出的纤维素、坏死脱落的上皮细胞和炎症细胞聚集在一起而形成。它不是组织本身，故能被擦掉或撕脱，但是在不同疾病或疾病的不同阶段撕脱有难易之分。

十、丘疹

丘疹是黏膜或皮肤上凸出的小疹，色灰白或发红，直径1~5mm，大小不一，质地较硬，消退后不留痕迹。丘疹的基底为圆形或椭圆形，顶端可为尖、圆和扁平形，形态不一。其在显微镜下表现为：①上皮增厚；②浆液渗出；③炎细胞浸润。

第二节　常见口腔黏膜病

口腔黏膜病的种类很多，本节仅介绍几种常见的疾病。

一、复发性阿弗他溃疡

复发性阿弗他溃疡又称复发性阿弗他口炎、复发性口腔溃疡、复发性口疮，是发病率最高的口腔黏膜病。

【病因】

病因复杂，目前尚未明了。大量研究表明，本病与遗传、免疫失调、自身免疫、感染、胃肠道疾病、贫血、内分泌失调、营养缺乏以及精神紧张等有关，40%~50%的患者有家族史，且症状比无家族史者更为严重。

【临床特点】

本病多发于年龄为10~30岁的女性，好发于缺乏角化或角化较差的区域，如唇、舌、颊，以及口底、软腭等处，牙龈和硬腭较少发生。

溃疡为圆形或椭圆形，表面有浅黄色假膜，直径约为5mm，通常为单发，有时也可多发。起初病变局部有灼热不适感，后期疼痛明显。一般7~14日愈合，不留瘢痕，但可复发。

【病理变化】

早期黏膜上皮水肿，以后上皮溶解、破溃、脱落，形成非特异性溃疡。溃疡表面可有纤维素性渗出物所形成的假膜或为坏死组织所覆盖，下方有少量坏死组织，大量炎症细胞浸润，主要以中性粒细胞和淋巴细胞为主。黏膜固有层中胶原纤维水肿、玻璃样变或断裂消失，严重时胶原纤维破坏消失。炎症明显，大多为淋巴细胞，其次为浆细胞。毛细血管扩张、充血，血管内皮细胞肿胀，管腔肿胀甚至闭塞，血管周围密集炎细胞（图12-8）。

二、单纯疱疹

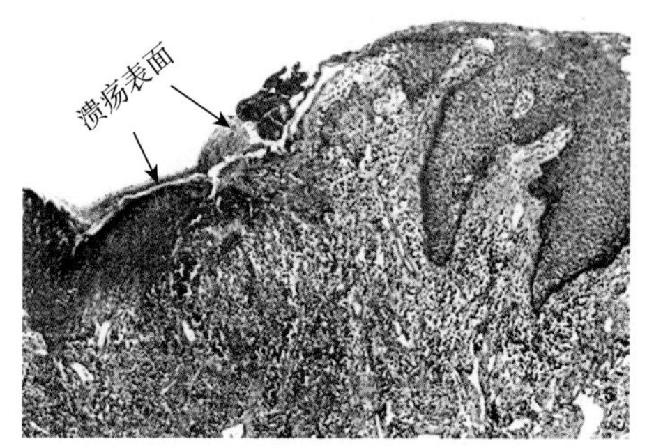

图 12－8　复发阿弗他溃疡

单纯疱疹又称疱疹性口炎，由单纯疱疹Ⅰ型病毒引起，主要表现为口腔黏膜、口腔周围、咽喉和颜面部皮肤成簇的水疱。

【病因】

可分为原发性和继发性两类。原发性感染常见于对该病无免疫能力的婴幼儿和儿童。原发性感染后，无论发病与否，机体均可产生相应的抗体，但缺乏终身免疫。当机体抵抗力降低时，如感冒、肺炎等常并发本病，即继发性感染，常发生于口唇周围，称为唇疱疹。

【临床特点】

口腔黏膜任何部位均可发生，以婴幼儿多见。早期表现为局部黏膜充血、水肿，出现成簇的小水疱，如大头针帽大小，充满黄色透亮液体。水疱破裂后形成浅表溃疡，相互融合，表面常覆盖有黄白色假膜，周围可见炎症性红晕，疼痛明显。

唇疱疹常见于成人，疱疹破溃后常结黄痂。

【病理变化】

单纯疱疹的病理变化主要为上皮细胞发生气球变性（图 12－9）和网状液化而形成的棘层内疱。气球变性的上皮细胞明显肿胀呈圆形，细胞胞核内有嗜伊红性的病毒小体，直径 3～8μm，称病毒包涵体。细胞因失去细胞间桥而分离，形成水疱。网状液化为上皮细胞内水肿，最终细胞壁破裂而形成多房性水疱，并有不规则的糜烂面。疱下方结缔组织水肿、血管扩张充血和炎症细胞浸润。

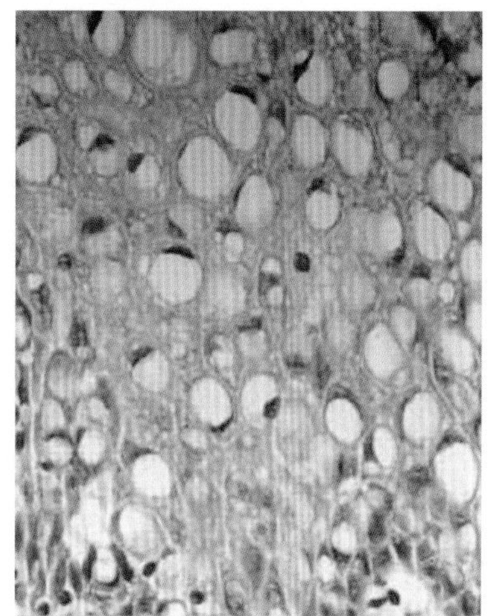

图 12－9　单纯疱疹

三、念珠菌病

念珠菌病是由白色念珠菌感染引起的皮肤黏膜病。

【病因】

白色念珠菌是一种酵母样菌，此菌可寄生于正常人的皮肤和黏膜，但并不发病。如果长期大量使用广谱抗生素、皮质激素、免疫抑制剂等，或因营养不良、抵抗力下降、全身重度消耗性疾病时，如糖尿病、血液病、肿瘤等皆可诱发念珠菌感染。念珠菌有芽生孢子和假菌丝两种存在形式，一般认为假菌丝是其致病形式。

【临床特点】

好发于新生儿和老年人，为皮肤黏膜病。念珠菌病临床可分为：

1. 急性假膜性念珠菌病

本病又称雪口病，多见于婴幼儿，其特征为颊、舌、腭及口角黏膜上形成乳白色绒状斑膜，状似凝乳，不易被撕掉，强行撕下则成为出血面，且不久又被新的斑膜所覆盖。

2. 慢性增生性念珠菌病

本病又称白斑型念珠菌病，口腔黏膜有硬而白的斑块，有时伴有皮肤念珠菌病。

3. 慢性萎缩性念珠菌病

本病即托牙性口炎，为义齿承压区的弥漫性炎症，常伴有口角炎症。

4. 肉芽肿性念珠菌病

本病为发生于黏膜的特异性肉芽肿性反应，多发生于舌、口唇和软腭黏膜。

【病理变化】

念珠菌侵入组织，引起上皮表层水肿，角化层内有中性粒细胞浸润，常形成微小脓肿。棘层增生，基底膜部分被炎症破坏，上皮钉突呈圆钝。在角化层或上皮的外1/3处可见菌丝，菌丝为细长杆形，呈串珠状或分节状，菌丝与上皮表面垂直或呈一定角度，PAS染色为强阳性。结缔组织中有充血的毛细血管和大量淋巴细胞、浆细胞和中性粒细胞浸润。急性假膜性念珠菌病的白色斑膜，镜下见上皮变性坏死，并有大量念珠菌的菌丝和孢子。肉芽肿性念珠菌病在黏膜固有层中形成含巨细胞的肉芽肿，胞浆内可见吞噬的芽孢，PAS染色阳性。

知识链接

从口腔病变发现艾滋病

艾滋病（AIDS）是由人免疫缺陷病毒（HIV）感染所致的进行性免疫功能缺陷，至今尚无理想的治疗方法。很多HIV感染者早期常出现口腔的损害，因此口腔表现是诊断艾滋病的重要指征之一，有利于及时发现早期患者。与HIV感染密切相关的口腔表现主要有口腔念珠菌病、口腔毛状白斑、卡波西肉瘤、口腔疱疹、HIV牙龈炎、HIV牙周炎、复发性阿弗他溃疡、非霍奇金淋巴瘤等，其化验检查HIV阳性。

四、白斑

白斑是指发生在黏膜表面的白色斑块，不能被擦掉，不包括局部因素去除后可以消退的单纯性过角化。白斑属于癌前病变，其癌变率为3%～5%。特别是在临床表现为硬结、疣状、溃疡或红斑样者，则更应提高警惕，及时活检，以确定有无癌变。

【病因】

白斑的发生主要与局部的长期刺激有关。吸烟是白斑最为常见的原因。调查统计表明，白斑伴有吸烟习惯者占80%～90%，且发病部位与烟的刺激部位一致。此外，咀嚼槟榔、不良修复体、残冠等局部刺激都可能引起白斑。

【临床特点】

白斑可发生于口腔各部位黏膜，但以颊、舌最为多见。男性多于女性，男女比例约为13.5∶1，这可能与男性吸烟者多于女性有关。

白斑为灰白色或乳白色斑块，边界清楚，略高于黏膜表面或平齐，有粗涩感。临床可分为均质型和非均质型两类。

1. 均质型

表面平坦、起皱，呈细纹状或浮石状，此型占白斑的大多数。

2. 非均质型

表现为白色病损中夹杂有疣状、结节、溃疡或红斑样成分。

一般情况下，非均质型白斑较均质型白斑的恶变危险性高。白斑的发病部位也与恶变有重要关系，特别是发生在口底、舌腹部以及舌侧缘部位的白斑，被认为是高危险区，癌变率较高。

【病理变化】

白斑的主要病理改变为上皮增生，可有过度正角化或过度不全角化，或两者同时出现呈混合角化。上皮单纯性增生为良性病变，见于均质型白斑，主要特征为上皮过度正角化，粒层明显，棘层增生，没有非典型性细胞。上皮钉突可伸长且变粗，但基底膜清晰。固有层和黏膜下层有淋巴细胞、浆细胞浸润。上皮疣状增生见于疣状白斑，上皮表面高低不平，呈刺状或乳头状增生，表层有过度角化，粒层明显，棘层增生，上皮下结缔组织内可有慢性炎症细胞浸润。

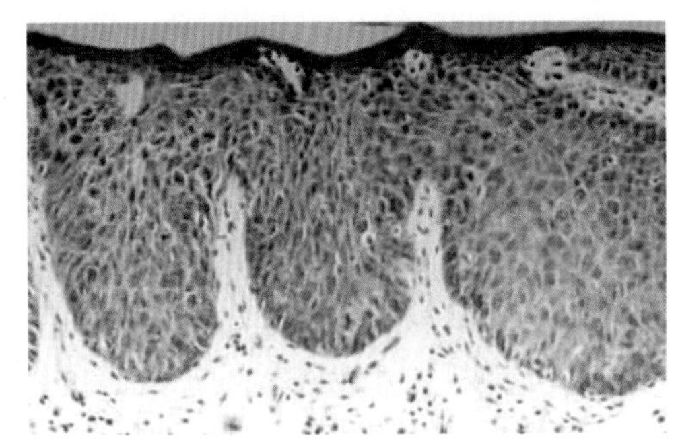

图12－10　白斑上皮异常增生

白斑伴有上皮异常增生时（图12－10），恶变概率大大增加，恶变潜能随上皮异常增生程度的增加而增大。通常将上皮异常增生分为轻、中、重度三级。重度异常增生实际上是原位癌，其上皮层内细胞发生恶变，但基底膜尚完整，未侵犯结缔组织。

知识链接

口腔癌与嚼槟榔

WHO癌症研究中心指出，加入烟草的槟榔可以导致口腔癌、咽癌和食管癌，不加入烟草的槟榔也会导致口腔癌。各种槟榔制品中含有的槟榔子会导致口腔癌前病变（如白斑、口腔黏膜下纤维化），随时可能会转化成癌症。

据报道，全球每年发生39万例口腔癌症，其中22.8万例发生在南亚和东南亚地区，约占58%，而这些地区的居民大都有咀嚼槟榔或槟榔子的习俗。我国湖南湘潭是口腔黏膜下纤维化的高发地区。

五、扁平苔藓

扁平苔藓是较为常见的一种皮肤黏膜病，口腔单独出现病变者并不少见。

【病因】

病因目前不明了。本病的发生与多因素有关，可能与局部的慢性机械损伤、药物刺激、牙科材料、口腔内的流电刺激以及精神紧张、全身性疾患和遗传因素等有关，还可能与某些细菌、病毒感染相关。近年的研究表明，免疫调节异常与本病的发生密切相关，主要是T细胞介导的免疫反应起重要作用。

【临床特点】

本病好发于女性，年龄为40～49岁，患病率为0.5%左右，发病部位多见于颊、舌、唇及牙龈等黏膜，常为对称性分布，尤以颊黏膜最为多见。典型病损是在黏膜上出现灰白色或白色的条纹，条纹之间的黏膜发红，这些条纹可呈网状、线状、环状或树枝状。发生在舌背部的扁平苔藓似黏膜表面滴了一滴牛奶，一般为灰白色斑块状，比白斑色浅，且不像白斑高起、粗糙。临床常分为六型：网状型、丘疹型、斑状型、萎缩型、溃疡型和疱型，以网状型最为多见。皮肤病损的特征为圆形或多角形扁平丘疹，中心凹陷，病变初期为鲜红色或紫红色，以后逐渐变浅成为褐色斑。

【病理变化】

在黏膜的白色条纹处，上皮为不全角化，在黏膜发红部则上皮表层无角化，且结缔组织内血管可有扩张充血。上皮钉突不规则延长，少数上皮钉突下端变尖呈锯齿状。一般棘层增生较多，也有少数棘层萎缩。基底细胞层空泡性变、液化，导致基底细胞排列紊乱，基底膜界限不清，基底细胞液化明显者可形成上皮下疱。固有层有密集的淋巴细胞浸润带，一般不达到黏膜下层（图12－11）。上皮层、基底层或固有层有时可见胶样小体，圆形或卵圆形，该小体可能是细胞凋亡的一种产物。

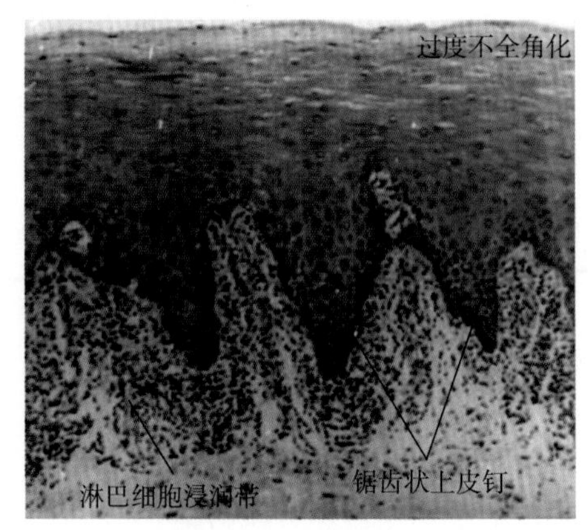

图12－11 扁平苔藓

近年来，口腔扁平苔藓是否存在恶变一直有争议，但大多数学者认为口腔扁平苔藓确实存在潜在的恶性，对此病应提高警惕，特别是对糜烂型、溃疡型和萎缩型更应注意追踪观察。

六、慢性盘状红斑狼疮

红斑狼疮为结缔组织病，可分为慢性盘状红斑狼疮和系统性红斑狼疮等六个亚型。发生于口腔颌面部的是盘状红斑狼疮，是最轻的一型，为皮肤黏膜病，很少累及内脏器官，预后良好。但其中约5%的患者可能发展为系统性红斑狼疮或亚急性皮肤型红斑狼疮，以内脏损害为主，并伴有多种血清异常。

【病因】

本病为自身免疫性疾患。在病变活动期多数患者可以检测出自身循环抗体。

【临床特点】

慢性盘状红斑狼疮主要发生于唇颊部的皮肤与黏膜，患者多为女性，年龄多在20～40岁之间。口腔黏膜病变特征为红斑样改变，病损中央微凹，常发生糜烂、出血和结痂。面部的鼻梁两侧皮肤呈鲜红色斑，其上覆盖白色鳞屑，称之为蝴蝶斑。还可发生于面部其他部位或手背等处，为圆形红斑，当揭去鳞屑后可见扩大的毛囊，在鳞屑的内面，可见呈棘状突起的角质栓塞。

【病理变化】

上皮表面有过度角化或不全角化，粒层明显，有时可见角质栓塞；上皮棘层变薄，有时可见上皮钉突增生、伸长；基底细胞发生液化、变性，上皮与固有层之间可形成裂隙和小水疱，基底膜不清晰。上皮下结缔组织内有淋巴细胞浸润，主要为T细胞；毛细血管扩张，血管内可见玻璃样血栓，血管周围有类纤维蛋白沉积，PAS染色阳性，管周有淋巴细胞浸润；胶原纤维变性、水肿、断裂（图12－12）。

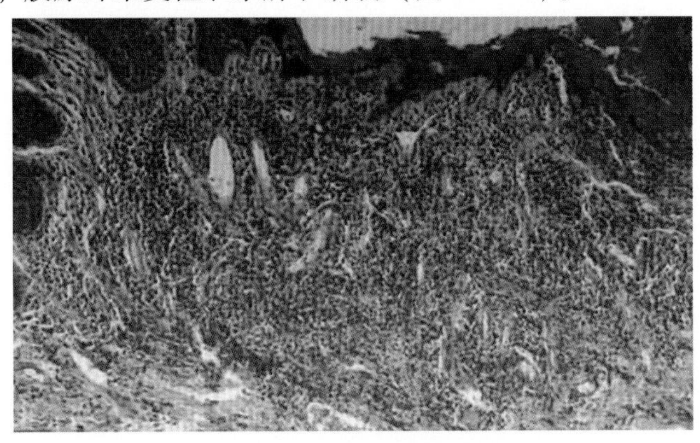

图12－12　慢性盘状红斑狼疮

同步训练

一、填空题

1. 在组织学上，根据疱形成的部位将其分为________和________两种。
2. 丘疹在显微镜下表现为________、________和________。
3. 红斑狼疮为结缔组织病，可分为________和________等六个亚型。
4. 念珠菌病临床可分为________、________、________和________。

二、选择题

1. 下列致病因素中与白斑关系最为密切的是__________。
   A. 外伤　B. 吸烟　C. 溃疡
   D. 菌斑　E. 喝酒
2. 口腔念珠菌病最主要的病原菌是__________。
   A. 高里念珠菌　B. 假热带念珠菌　C. 白色念珠菌
   D. 热带念珠菌　E. 类星型念珠菌
3. 在口腔黏膜病中发病率最高的是__________。
   A. 扁平苔藓　B. 念珠菌病　C. 复发性阿弗他溃疡
   D. 慢性盘状红斑狼疮　E. 带状疱疹
4. 白色念珠菌的致病形式是__________。
   A. 酵母　B. 假菌丝　C. 真菌丝
   D. 芽生孢子　E. 厚壁孢子
5. 急性假膜性念珠菌病（雪口病）的典型临床表现是__________。
   A. 乳白色的丝绒状斑片，不易被擦掉
   B. 灰白色或灰黄色假膜，易被擦掉
   C. 固着紧密的白色角质斑块
   D. 亮红色水肿
   E. 黄白色的条索状或斑点状假膜
6. 下述组织病理改变可见于念珠菌病的是__________。
   A. 桑葚样细胞　B. 气球样细胞　C. 淋巴样滤泡
   D. 上皮角化层形成微脓肿　E. 黏膜下层可见肉芽肿
7. 复发性阿弗他溃疡在口腔黏膜的少发部位是__________。
   A. 唇　B. 颊　C. 舌尖、舌缘、舌腹
   D. 牙龈、硬腭　E. 前庭沟
8. 扁平苔藓出现白色斑块或白色网状条纹多由于__________。
   A. 上皮表层不全角化　B. 上皮萎缩　C. 棘层松解
   D. 基底细胞液化变性　E. 黏膜下层非特异性炎症
9. 白斑是癌前病变，在镜下的主要改变为__________。
   A. 上皮增生　B. 颗粒层肥厚或萎缩　C. 棘层松解
   D. 上皮异常增生　E. 黏膜下层炎症细胞浸润
10. 口腔扁平苔藓损害的主要特征是__________。
    A. 白色或灰白色条纹　B. 丘疹　C. 斑块
    D. 水疱　E. 糜烂

实验指导

实验一　牙体组织

【实验目的】

掌握牙釉质在牙体组织中的部位、厚度和组织学结构；熟悉生长线、釉板、釉丛、釉梭的形态。

掌握牙本质、牙骨质、牙髓的组织学结构；熟悉牙本质的反应性变化。

【实验学时】

2 学时。

【实验内容】

观察牙纵磨片、横磨片和牙切片。

1. 牙纵磨片

肉眼观察：牙釉质在牙体组织的位置、厚度及颜色。牙本质、牙骨质和牙髓腔的位置及彼此之间的关系，注意牙骨质的厚度。

镜下观察：

（1）低倍镜观察　釉柱的排列方向，釉质生长线的形态、走行特点；釉质牙本质界、釉板的形态。牙本质小管及其走行方向；球间牙本质、继发性牙本质、修复性牙本质、牙本质死区；牙骨质层板；细胞性牙骨质和无细胞性牙骨质的分布特点；釉质牙骨质界的形态，并注意牙骨质与牙釉质的连接形式；部分牙齿可观察到牙本质生长线。

（2）高倍镜观察　釉柱、釉柱横纹的形态；直釉、绞釉的分布及特点；釉板的结构；釉梭（牙尖部）的形态。牙本质小管的形态及方向；球间牙本质、修复性牙本质的形态；牙骨质层板、牙骨质陷窝及小管的形态和分布特点；穿通纤维的分布。

2. 牙横磨片

镜下观察：

（1）低倍镜观察　生长线、釉板、釉丛、釉梭的分布与形态；釉质牙本质界的形态；牙本质小管，牙本质生长线的形态及走行特点。

（2）高倍镜观察　釉柱横断面的形态特点（鱼鳞状）；釉板、釉丛、釉梭的形态；牙本质小管、球间牙本质、牙本质小管横断面的管间牙本质和管周牙本质。

3. 牙切片

镜下观察：

（1）低倍镜观察　牙釉质是否存在；牙本质小管、继发性牙本质、前期牙本质的分布和形态；髓室、髓角、根管的形态；成牙本质细胞、牙髓细胞的分布，牙髓的血管；牙骨质层板和细胞。

（2）高倍镜观察　前期牙本质的部位和形态；成牙本质细胞和突起的分布和形态；牙髓细胞的分布和形态；牙髓中血管和神经的形态；牙骨质层板及细胞；穿通纤维。

【实验报告】

绘出釉质、牙本质、牙骨质、牙髓组织结构图。

实验二　牙周组织

【实验目的】

掌握牙龈的组织学特点；牙龈和牙体附着的关系；牙周膜主纤维束的排列和走行特点；固有牙槽骨的形态；了解牙周膜中各种细胞的形态。

【实验学时】

1 学时。

【实验内容】

观察前、后牙牙体－牙周组织切片。

1. 肉眼观察

牙龈沟的位置；牙周膜的厚度及位置；固有牙槽骨、密质骨和松质骨的分布；牙龈、牙周膜、牙槽骨的关系。

2. 镜下观察

牙龈上皮的形态，龈沟底的位置，牙龈各组纤维的位置及方向；牙周膜主纤维束的排列及分布；固有牙槽骨、密质骨和松质骨的特点；牙周膜中各种细胞的形态特征。

【实验报告】

绘出牙周组织结构图（前牙唇舌向）。

实验三　口腔黏膜

【实验目的】

熟悉口腔黏膜的基本组织学结构；被覆黏膜、咀嚼黏膜和特殊黏膜的结构特点。

【实验学时】

1 学时。

【实验内容】

观察唇、舌、腭等黏膜切片和口腔黏膜的组织学图谱。

1. 唇黏膜切片

镜下观察：①皮肤：观察皮肤表皮的细胞层次，真皮的基本结构，皮下组织和皮肤附属器。②唇红部：上皮的分层，固有层乳头及血管，黏膜下层是否有小涎腺或皮肤附属器。③唇黏膜：上皮分层，黏膜下面的小涎腺。

2. 腭黏膜切片

镜下观察：硬、软腭黏膜组织学上的特点，如上皮角化层的类型、上皮钉突、固有层及黏膜下层的基本结构等。

3. 舌背黏膜切片

镜下观察：①舌背黏膜上皮，注意有无角化，有无黏膜下层。②丝状乳头和菌状乳头的形态特点。③轮廓乳头：观察其形态特点，环形沟，味蕾。

4. 观看口腔黏膜图谱。

【实验报告】

绘出唇黏膜或硬腭黏膜组织结构图。

实验四　牙的发育

【实验目的】

掌握牙胚的组成，牙胚发育的蕾状期、帽状期和钟状期，以及钟状期成釉器的形态分化和细胞特征；熟悉牙齿硬组织形成的规律。

【实验学时】

1 学时。

【实验内容】

观察牙齿发育各阶段切片及牙齿发育图谱。

1. 牙胚钟状期和硬组织形成早期切片

镜下观察：

（1）低倍镜观察　钟状期成釉器的形态，内釉上皮的排列及形态，外釉上皮的排列，星网状层细胞和中间层细胞的分布；牙乳头的形态；牙囊的位置及形态特点。注意观察牙齿硬组织形成期的牙釉质基质、牙本质基质。

（2）高倍镜观察　构成成釉器的内釉上皮、外釉上皮、星网状层和中间层的分布及细胞形态；牙乳头的细胞形态特点。

2. 观察牙齿发育各阶段组织学图谱。

【实验报告】

绘出牙胚钟状期组织结构图（低倍镜）。

实验五　龋　　病

【实验目的】

掌握早期釉质龋的病理变化，牙本质龋的病理变化。

【实验学时】

1 学时。

【实验内容】

观察早期釉质龋磨片、牙本质龋切片。

1. 早期釉质龋磨片

观察釉质龋的病损区形态，典型病变的透明层、暗层、病损体部、表层的病理特点。如为窝沟龋注意窝沟周围牙釉质的变化，其外形与平滑面龋有何不同；窝沟底部和深部牙本质有无变化。

2. 牙本质龋切片

观察牙细菌侵入层的病理变化，如牙本质小管扩张、坏死灶的形成；修复性牙本质的位置、形态；牙髓有无病变。

【实验报告】

绘出早期釉质平滑面龋磨片图。

实验六 牙髓炎

【实验目的】

熟悉牙髓炎的病理变化。

【实验学时】

1学时。

【实验内容】

观察急性化脓性牙髓炎、慢性溃疡性牙髓炎、慢性增生性牙髓炎的病理切片。

1. 急性化脓性牙髓炎

观察牙本质龋的部位，龋洞是否与牙髓相通；龋洞底部或穿髓孔附近有无修复性牙本质；牙髓中血管是否扩张，炎细胞浸润情况。找出牙髓中的化脓灶，观察其中应有大量的中性粒细胞。

2. 慢性溃疡性牙髓炎

观察穿髓孔附近有无修复性牙本质；穿髓孔下方表面牙髓的形态；有无新生毛细血管、成纤维细胞的形态及慢性炎症细胞的类型。

3. 慢性增生性牙髓炎

观察穿髓孔的大小，增生的牙髓与龋洞的关系，增生的牙髓表面有无上皮，有无新生的毛细血管、成纤维细胞、慢性炎症细胞及细胞的种类。

【实验报告】

绘出急性化脓性牙髓炎、慢性溃疡性牙髓炎或慢性增生性牙髓炎组织结构图。

实验七 根尖周病

【实验目的】

掌握慢性根尖周炎的病理变化。

【实验学时】

1学时。

【实验内容】

观察根尖周肉芽肿、慢性根尖周脓肿或根尖周囊肿的病理切片。

1. 根尖周肉芽肿切片

观察根尖周肉芽组织的结构；肉芽组织内新生的毛细血管是否扩张和增生；成纤维细胞形态及增生情况；浸润的淋巴细胞、单核细胞、浆细胞的形态特征。

2. 慢性根尖周脓肿切片

观察牙周膜的厚度有无变化，牙周膜中炎细胞浸润情况；脓肿的形态结构，炎细胞种类，脓肿周围有无纤维组织增生和包绕。

3. 根尖周囊肿切片

观察囊肿的位置，囊壁的构成，注意纤维性囊壁的厚度，炎细胞浸润情况，有无胆固醇晶体形成；囊肿内衬上皮的类型，是否增生；囊腔内容物的特点。

【实验报告】

绘出根尖周肉芽肿、慢性根尖周脓肿或根尖周囊肿镜下图。

实验八　牙周组织病

【实验目的】

熟悉慢性龈炎、慢性牙周炎的病理变化。

【实验学时】

1 学时。

【实验内容】

1. 慢性龈炎切片

镜下观察：

（1）低倍镜观察　唇（颊）侧及舌侧牙龈炎的部位及范围；龈沟上皮和结合上皮的增殖情况；固有层组织炎细胞浸润情况。

（2）高倍镜观察　龈沟上皮是否完整，上皮钉有无增生，上皮内及下方有无炎细胞浸润，炎细胞的种类；结合上皮在牙齿上附着的位置，有无钉突增生；牙龈中的胶原纤维束有无改变；牙槽嵴顶有无吸收。

2. 慢性牙周炎（牙体－牙周组织）切片

镜下观察：

（1）低倍镜观察　有无牙石及牙石所在部位、范围；牙周袋的深浅；结合上皮的改变；牙周袋周围炎症的范围；牙槽嵴的吸收情况。

（2）高倍镜观察　牙周袋内衬上皮的破坏和增生，上皮钉突延长相互交织成网状，上皮内炎细胞浸润的种类；结合上皮的附着部位，有无增生，是否出现钉突；上皮深部结缔组织内炎细胞浸润情况，牙槽嵴有无吸收；牙周膜厚度有无变化，主纤维束有无破坏。

【实验报告】

绘出慢性牙周炎镜下图。

实验九　口腔黏膜病

【实验目的】

熟悉白斑、扁平苔藓的病理变化；了解其他口腔黏膜病。

【实验学时】

1 学时。

【实验内容】

1. 口腔黏膜白斑切片

镜下观察：

（1）低倍镜观察　上皮表面是否平坦，是否过度角化，是过度正角化还是过度不全角化；有无颗粒层细胞；棘细胞层是否增生；基底细胞层是否完整，上皮钉突是否延长，固有层有无炎症细胞浸润。

（2）高倍镜观察　角化层的性质；颗粒细胞是否明显；棘细胞有无细胞间桥，细胞大小是否一致；基底细胞有无分裂象，基底膜是否完整；固有层炎细胞浸润的范围和细胞种类。注意观察有无上皮异常增生及上皮异常增生的程度。

2. 扁平苔藓切片

镜下观察：

（1）低倍镜观察　上皮表面有无过度角化；有无颗粒层；棘层是否增厚；上皮钉突是否延长；基底细胞层是否完整；固有层有无炎细胞浸润带。

（2）高倍镜观察　基底细胞有无空泡性变、液化变性；基底膜是否清楚；上皮内有无炎症细胞浸润；固有层炎症细胞浸润带的细胞种类，有无胶样小体、血管有无变化、固有层有无色素。

3. 观察其他口腔黏膜病病理图谱。

【实验报告】

绘出黏膜白斑或扁平苔藓镜下图。

附录

口腔组织病理学基础教学大纲

（供口腔修复工艺技术专业用）

一、课程性质及任务

口腔组织病理学基础是阐述正常和疾病状态下口腔颌面部组织和器官的细胞形态学表现和组织病理学变化的专业基础学科，其主要任务是使学生正确认识和理解口腔疾病的症状、体征及诊治方法的组织病理学基础，了解口腔疾病的发生、发展及转归的规律，为进一步学习后续课程打下基础。

二、课程目标

1. 掌握牙体、牙周组织和口腔黏膜的基本组织形态学表现。
2. 熟悉口腔常见疾病的病理变化，了解其病因和临床特点。
3. 了解口腔颌面部和牙的发育过程。
4. 能借助显微镜观察并识别口腔及颌面部组织切片的表现。
5. 初步学会应用口腔组织病理学知识解释口腔常见的病理现象。
6. 培养学生勤奋认真、严谨求实的学习态度和工作作风。
7. 培养学生良好的人际沟通能力和职业道德。
8. 培养学生辩证思维能力和创新能力。

三、教学时间分配

教学内容	学时		
	理论	实验	合 计
一、牙体组织	4	2	6
二、牙周组织	2	1	3
三、口腔黏膜	2	1	3
四、唾液腺	1	0	1
五、口腔颌面部的发育	2	0	2

续表

教学内容	学时		
	理论	实验	合计
六、牙的发育	2	1	3
七、牙发育异常	1	0	1
八、龋病	3	1	4
九、牙髓病	2	1	3
十、根尖周病	2	1	3
十一、牙周组织病	2	1	3
十二、口腔黏膜病	3	1	4
合计	26	10	36

四、教学内容和要求

单元	教学内容	教学要求	教学活动参考	参考学时	
				理论	实验
牙体组织	1. 釉质、牙本质、牙骨质的理化特性；釉质结构的临床意义	熟悉	理论讲授 多媒体演示	4	2
	2. 釉质、牙本质、牙髓及牙骨质的组织结构；牙本质的增龄性及病理性变化	掌握	讨论		
	3. 牙髓及牙骨质的功能；牙髓的增龄性变化及临床意义	熟悉			
	实验一：牙体组织	熟练掌握	技能实践		
牙周组织	1. 牙龈的表面解剖；牙龈、牙周膜及牙槽骨的组织结构	掌握	理论讲授 多媒体演示	2	1
	2. 牙周膜的功能；牙槽骨的解剖形态及生物学特征	熟悉	讨论		
	实验二：牙周组织	熟练掌握	技能实践		
口腔黏膜	1. 口腔黏膜的一般组织结构	掌握	理论讲授	2	1
	2. 咀嚼黏膜、被覆黏膜和特殊黏膜的组织结构特点	熟悉	多媒体演示 讨论		
	实验三：口腔黏膜	学会	技能实践		
唾液腺	1. 唾液腺的概念与功能	了解	理论讲授	1	
	2. 唾液腺的一般组织结构及各唾液腺的结构特点	了解	多媒体演示 讨论		
口腔颌面部发育	1. 面部、腭的发育过程及发育异常（唇裂和腭裂）	熟悉	理论讲授 多媒体演示	2	
	2. 颌骨的发育	了解	讨论		

续表

单元	教学内容	教学要求	教学活动参考	参考学时	
				理论	实验
牙的发育	1. 牙胚的形成和分化	熟悉	理论讲授	2	1
	2. 牙体与牙周组织的形成	了解	多媒体演示		
	3. 牙的萌出及替换	了解	讨论		
	实验四：牙的发育	熟练掌握	技能实践		
牙发育异常	1. 牙数目异常	了解	理论讲授	1	
	2. 牙形态异常	了解	多媒体演示		
	3. 牙结构异常	了解	讨论		
	4. 牙萌出及脱落异常	了解			
龋病	1. 龋病的病因与发病机制	熟悉	理论讲授	3	1
	2. 龋病的组织病理学	掌握	多媒体演示		
	实验五：龋病	熟练掌握	讨论 技能实践		
牙髓病	1. 牙髓病的病因与临床特点	熟悉	理论讲授	2	1
	2. 牙髓充血、牙髓炎、牙髓坏死的病理变化	掌握	多媒体演示		
	3. 牙髓变性、牙体吸收	了解	讨论		
	实验六：牙髓炎	学会	技能实践		
根尖周病	1. 根尖周病的病因与临床特点；急性根尖周炎的病理变化	熟悉	理论讲授 多媒体演示	2	1
	2. 慢性根尖周炎的病理变化	掌握			
	实验七：根尖周病	熟练掌握	技能实践		
牙周组织病	1. 牙周组织病的分类、病因及临床特点	熟悉	理论讲授	2	1
	2. 牙龈病	了解	多媒体演示		
	3. 牙周炎的病理变化	熟悉	讨论		
	实验八：牙周组织病	学会	技能实践		
口腔黏膜病	1. 口腔黏膜病的基本病理变化	了解	理论讲授	3	1
	2. 常见口腔黏膜病	了解	多媒体演示 讨论		
	实验九：口腔黏膜病	学会	技能实践		

五、大纲说明

（一）本教学大纲主要供中等卫生职业教育口腔工艺技术专业教学使用。建议总学时 36 学时，其中理论教学 26 学时，实践教学 10 学时。

（二）本课程对理论教学要求分为掌握、熟悉、了解三个层次。

掌握：指对基本知识、基本理论有较深刻的认识，并能综合、灵活运用所学的知识解决实际问题。

熟悉：指能够领会概念、原理的基本含义，会应用所学的技能。

了解：指对基本知识、基本理论有一定的认识，能够记忆所学的知识要点。

（三）本课程力争突出以能力为本位的教学理念，将实践技能分为熟练掌握和学会两个层次。

熟练掌握：能独立、正确、规范地完成常用基本技能的操作。

学会：在教师指导下能独立进行较为简单的技能操作。

（四）教学建议

1. 在教学中应从学生实际出发，遵循学生学习的规律和特点，由浅入深、循序渐进，充分调动学生的积极性和主动性，激发学生的学习兴趣。在加深学生理论知识理解的同时，着重培养学生的逻辑思维能力、观察能力、创新性思维能力和严谨科学的工作态度，引导学生综合运用所学知识独立解决实际问题。

2. 教师要采用灵活多样的教学方法和手段，以“必需、够用”为原则，讲透重点，突破难点，紧密联系临床实际。本课程是一门形态学科，图像对于学生理解、掌握基础理论知识有非常重要的作用，因此在教学中要结合教具、实物标本、组织切片及多媒体等以增加学生的感性认识。

3. 本课程重点强调对学生能力水平的测试。考核方式可采用理论考核和实践考核相结合，必考与抽查相结合，培养学生具备良好的职业道德和基本的职业能力。

主要参考书目

[1] 于世凤．口腔组织病理学．第 6 版．北京：人民卫生出版社，2007.
[2] 于世凤．口腔组织病理学．第 7 版．北京：人民卫生出版社，2012.
[3] 孙江燕．口腔组织病理学．北京：科学出版社，2005.
[4] 宋晓陵．口腔组织病理学．第 2 版．北京：人民卫生出版社，2009.
[5] 葛培岩．口腔组织病理学．北京：人民卫生出版社，2003.
[6] 刘影．口腔组织及病理学基础．北京：人民卫生出版社，2008.
[7] 曹采方．牙周病学．第 2 版．北京：人民卫生出版社，2003.
[8] 孟焕新．牙周病学．第 4 版．北京：人民卫生出版社，2012.
[9] 王嘉德，梁傥．口腔医学实验教程．北京：人民卫生出版社，2000.
[10] 梁焕友，唐倩．牙周病临床防治与发展．广州：华南理工大学出版社，2011.
[11] 章魁华，于世凤．实验口腔医学．第 2 版．北京：人民卫生出版社，2009.
[12] 陈谦明．口腔黏膜病学．第 4 版．北京：人民卫生出版社，2012.